Tim Boltz
Jule Gölsdorf
Harn aber herzlich

PIPER

Zu diesem Buch

Unsere Blase ist doch ein verdammt zuverlässiges Organ: Ob von Bier, Kaffee oder einer Schwangerschaft angeregt – regelmäßig schickt sie uns zur Toilette, um mit dem Urin all das aus dem Körper zu spülen, was wir nicht brauchen. Doch wie funktioniert die Urinproduktion? Warum müssen die einen häufiger pinkeln als die anderen? Und wieso entstehen Harnsteine? Neben den populärwissenschaftlichen Grundlagen gehen die Autoren vielen anderen interessanten und skurrilen Phänomenen auf den Grund: Warum schwören manche Menschen darauf, Urin zu trinken? Wie kann ein Harnstein zwei Kilogramm schwer werden? Was steckt dahinter, dass Hunde Krebszellen im Urin erschnüffeln können? Was bewirkt die Pinkelformel für Männer? Kann man sich mit Urin vor dem Verdursten retten? Warum sollten wir dringend für die Landwirtschaft pinkeln? Und wie uriniert die Welt? Fragen über Fragen – Antworten gibt »Harn aber herzlich«!

Tim Boltz
Jule Gölsdorf

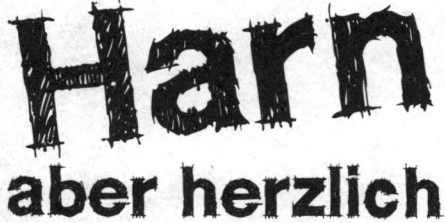

Harn
aber herzlich

Alles über ein dringendes Bedürfnis

PIPER
München Berlin Zürich

MIX
Papier aus verantwor-
tungsvollen Quellen
FSC® C083411
www.fsc.org

Originalausgabe
Piper Verlag GmbH, München/Berlin
September 2015
© Piper Verlag GmbH, München/Berlin 2015
Umschlaggestaltung: semper smile, München
Umschlagabbildung: getty/Peter Dazeley
Satz: Uhl + Massopust, Aalen
Gesetzt aus der The Antiqua
Druck und Bindung: CPI books GmbH, Leck
Printed in Germany   ISBN 978-3-492-30759-8

INHALT

Vorwort

Strullern – Strahl Wasser in die Ecke stellen – Für kleine Mädchen – Seiner Notdurft nachkommen – Ein kleines Geschäft verrichten – Pipi – Die Anakonda weinen lassen – Pinkeln – Ein Bächlein machen – Harnen – Den Blasentank entleeren – Sein Revier markieren – Ablitern – Wasser lassen – Brunzen...

...oder die natürlichste Sache der Welt. Die Vielfalt der Begrifflichkeiten zeigt die Faszination, aber auch die Scham, die man mit dem kleinen Toilettengang verbindet. Dabei ist die Geschichte der Blase und des Urins eine echte Erfolgsstory. Schon 2800 v. Chr. entsorgten die Menschen ihre urinale Notdurft in extra ausgebauten Abortanlagen, die Römer entleerten sich mit Vorliebe in ihre Cloaca Maxima, und selbst Urin Gagarin – äh – Juri Gagarin, der erste Mensch im Weltraum, musste sich 1961 darüber Gedanken machen, wie und wo er am entspanntesten hinpinkeln konnte: Apropos Pinkeln:

Wissen Sie eigentlich, wie Urin entsteht? Und was können wir dadurch über unsere Gesundheit erfahren? Wieso gibt es Leute, die darauf schwören, dass es wahnsinnig gesund ist, Pipi zu trinken? Wo wir doch so viel sinnvollere Sachen damit machen können: Strom erzeugen zum Beispiel, Trinkwasser gewinnen oder Landwirtschaft betreiben.

Entdecken Sie beeindruckende, merkwürdige, abenteuerliche, skurrile und sehenswerte Fakten rund um den goldenen Saft. Wir haben für Sie herausgefunden, was Fetischisten an Urin spannend finden, denn wir waren auf einer Golden-

Shower-Party. In einem anderen Selbstversuch testeten wir, ob man sich den antrainierten Zwang, sich nicht in die Hose zu pinkeln, auch wieder abgewöhnen kann. Wie fühlen sich kleine Kinder oder Menschen mit Inkontinenz, wenn sie mitten in der Öffentlichkeit plötzlich einen unhaltbaren Drang verspüren? In eine Erwachsenen-Windel gesteckt, haben wir es ausprobiert. Ebenso haben wir ergründet, welche Möglichkeiten es für Frauen gibt, im Stehen zu pinkeln.

Außerdem haben wir die *33 top places to pee before you die* für Sie zusammengestellt, Orte, an denen Sie unbedingt einmal »gemusst« haben sollten: ein WC auf 2600 Metern Höhe, stille Örtchen auf Stelzen, Toiletten in der Wüste oder mitten in einem Fluss, das WC für die Handtasche und sogar eines mit so vielen Knöpfen, dass es unbedingt ratsam ist, vorher die Bedienungsanleitung zu lesen. Jedes Örtchen für sich ist einzigartig und definitiv einen Besuch wert.

Schluss also mit dem Schamgefühl! *Harn, aber herzlich* rollt den Ehren-Urinteppich für Sie aus und lädt Sie zur Lektüre wissenswerter Geschichten rund um die Blase und ihr göttliches Produkt ein.

Gute Unterhaltung und allzeit gutes Strullern wünschen

Tim Boltz und Jule Gölsdorf

01

ALLES RAUS, WAS KEINE MIETE ZAHLT:

Wieso pinkeln wir überhaupt?

Wie entsteht Urin? Eine gelbe Sache

Eigentlich sind die Fakten ja klar: Alles, was oben reinkommt, muss unten auch irgendwann wieder raus. So gut, so einfach – nur das, was dazwischen passiert, ist eben etwas komplizierter. Logisch, Urin kommt aus der Blase, das merken wir spätestens dann, wenn die mal wieder richtig drückt. Und das passiert bei den meisten Menschen ja mehrmals am Tag – immerhin pinkeln wir tagtäglich im Schnitt anderthalb Liter Urin. Warum eigentlich? Und warum ist der Harn gelb? Wenn wir ein Bier trinken, macht das ja noch irgendwie Sinn, schließlich ist das schon gelb, wenn man es in den Körper hineinlaufen lässt. Aber sonst?

Los geht's!

Begeben wir uns doch mal auf eine kleine Reise durch den Körper – mit einem Schluck Bier. Wir nehmen uns ein schönes, kühles Blondes, stoßen noch mal mit unserem Gegenüber an und starten: Das Bierchen rauscht durch die Speiseröhre direkt in den Magen. Hier grüßt es seine buckligen Verwandten von Pils und Weizen bis hin zu Hochprozentigem, die diesen Weg bereits beschritten haben. Von dort aus spült sich der Gerstensaft zusammen mit allem, was wir sonst noch aufgenommen haben, weiter in den Dünndarm. Hier wird verdaut, was das Zeug hält – also alles in die jeweiligen Bestandteile zerlegt, in Eiweiß, Zucker und Fette zum Beispiel –, und danach ist die ursprünglich gelbe Farbe des Biers – tataa – erst mal wie von Geisterhand weggezaubert! Durch die Darmwand werden die einzelnen Bestandteile im Blut der Darmoberfläche aufgenommen. Diese ist übrigens riesig – die Darmoberfläche eines Menschen misst über 100 Quadratmeter! Von dort wandert die Flüssigkeit – also auch unser Bier – als Teil des Bluts durch unseren ganzen Körper.

Alles muss raus

Dabei ist es elementar, dass die Blutzusammensetzung immer konstant gehalten wird, das ist überlebenswichtig, denn der Körper muss ja mit den Nährstoffen versorgt werden, die er braucht. Das Problem ist nur: Wir nehmen nicht immer nur Stoffe auf, die gut für unseren Körper sind. Ganz im Gegenteil: Eine Menge von dem Zeug, das wir so trinken und essen, kann und will der Körper gar nicht behalten. Heißt: Es muss wieder raus. Entweder, weil in unserer Nahrung und den Getränken Stoffe enthalten sind, die der Körper grundsätzlich nicht gebrauchen kann, oder weil bei der Verarbeitung von Nährstoffen Abfälle entstehen. Zum Beispiel beim Kollegen Leber: Dieses tolle Organ, über das völlig zu Recht schon so manche Loblieder gesungen wurden, produziert beispielsweise Harnstoff, wenn der Körper Eiweiß aus der Nahrung abbaut. Da der Harnstoff aber giftig ist, muss er weg. Ist ja auch logisch: Es will ja schließlich niemand Müll im Körper rumliegen haben! Zudem muss die Flüssigkeit, die wir aufgenommen haben, ob durch Getränke, Suppen oder Gemüse, auch irgendwann wieder aus dem Körper hinausgeleitet werden, andernfalls wären wir irgendwann von der ganzen Flüssigkeit aufgedunsene Ballons – und das will nun wirklich niemand!

Einmal durchspülen, bitte!

Im weiteren Verlauf des Geschehens geht es in unsere Kläranlage – die Nieren. Dort muss die Flüssigkeit wieder aus dem

Blut raus. Spezielle Sensoren in unserem Körper messen zuvor ganz genau, wie viel Flüssigkeit wir loswerden müssen. Die Info wird an die Nieren geschickt, und die entscheiden, wie viel oder wie wenig dem Blut entzogen wird.

Dazu wird das Blut von unserem Herzen durch die Nieren gepumpt, pro Minute rauschen etwa 1,2 Liter Blut hindurch. Das macht in einem Kreislauf von 24 Stunden mal ganz locker 1700 Liter – sowohl das Herz als auch die Nieren müssen also einiges leisten. Und das immer wieder aufs Neue – etwa 300 Mal am Tag reinigen die Nieren unser Blut.

Im Blut steckt ja jede Menge drin, Zellen, rote und weiße Blutkörperchen und ein wässriger Anteil, in dem etliche Stoffe gelöst sind. Diesen Anteil filtern die Nieren, dabei bleiben größere Partikel, wie zum Beispiel Eiweiß oder Blutkörperchen, zurück – man kann sich das wie ein Sieb vorstellen, in dem einige Teile hängen bleiben, während andere hindurchgehen. In den Nieren sind weitere Blutgefäße, die Glomeruli, die den Harn aus dem Blut filtern und in ein Röhrensystem leiten – ähnlich wie das Kanalsystem einer Stadt. Dort entsteht dann der sogenannte Primärharn, eine Vorstufe des Urin – und das in einer ziemlich großen Menge, nämlich etwa 170 Liter pro Tag, also mal eben 35 Haushaltseimer voll.

Und jetzt kommen wir zu einer ziemlich schlauen Funktionsweise unseres Körpers: Diese rund 170 Liter müssen erst mal alle nach draußen, und da sind wir noch nicht beim Pinkeln, sondern noch ein ganzes Stück davor: Dieser »Vorstufen-Urin« landet in einem Sammelrohr – ein Ort, der für den Körper schon so etwas wie »draußen« bedeutet, und das ist gut so: Denn wenn der Körper von vornherein wissen müsste, was gut oder was schlecht ist, wäre das eine ziemlich fehleranfällige Sache. Wenn er nämlich nur die Stoffe wieder rausschicken würde, von denen er schon weiß, dass sie ungesund oder sogar giftig sind, würde er ja zwangsläufig alles behalten, das er nicht kennt – und das könnte ja ebenfalls schädlich sein. Daher verfährt der Körper nach dem Motto »Alles muss raus!«.

Und was bleibt?

Erst dann prüft er, ob in den 170 Litern nicht vielleicht doch noch Sachen stecken, die er ganz gut gebrauchen könnte, Wasser, Salze und Nährstoffe nämlich. Hier regelt er auch den Wasserhaushalt und hält ihn konstant. Es werden dann etwa 99 Prozent von dem »Vorstufen-Urin« recycelt und inklusive der wichtigen Stoffe wie Traubenzucker, Aminosäuren und Elektrolyte zurück ins Blut geschickt. Nur das, was wirklich ganz und gar überflüssig ist, bleibt übrig als Urin – zum Beispiel Harnstoff, Kreatinin und Harnsäure. Der Urin landet im Nierenkelch, im Nierenbecken, im Harnleiter und ganz am Ende in der Blase. Und dann bleiben von den rund 170 Litern nur noch 1,5 bis 2 Liter Pipi übrig, und das alles geschieht wundersamerweise innerhalb weniger Sekunden.

Von der Niere in die Toilettenschüssel – der letzte Weg

Nach diesem aufwendigen Prozess in unseren Nieren bleibt von unserem Primärharn – das haben wir schon gelernt – nur noch eine geringe Menge »echter« Urin übrig, der nun tatsächlich nach draußen in die Toilette befördert wird. Für den Urin, der sich im Nierenbecken gesammelt hat, geht es nun über den Harnleiter, einen glatten, mit Schleimhaut ausgekleideten Muskelschlauch, weiter. Die Muskeln sorgen dafür, dass er in die Harnblase transportiert wird. In regelmäßigen Intervallen ziehen sie sich etwa alle 20 bis 30 Sekunden zusammen und pressen die Flüssigkeit dorthin. Der Zufluss in die Blase funktioniert dabei wie durch ein Ventil – sodass der Urin nicht wieder zurückfließen kann.

Alles im Sack

Die Harnblase fängt den hineintröpfelnden Urin auf und sammelt ihn. Sie wird umso stärker gedehnt, je mehr Flüssigkeit sich darin befindet. Mit zunehmender Dehnung wird die Blasenwand immer dünner. Da geht aber einiges – bis zu einen Liter kann die Blase auffangen –, allerdings meldet unser Körper uns schon viel früher, dass wir mal langsam auf die Toilette gehen sollten: nämlich schon bei knapp 300 Millilitern. Und dafür sind unsere Nerven zuständig. Die laufen von der Harnblase zum Rückenmark – und die Nervenzellen registrieren, wenn der Druck dort steigt. Dann senden sie Impulse zum Blasenzentrum und sorgen damit dafür, dass es zu einem Zusammenziehen der Harnblasenmuskulatur kommt: Damit öffnet sich der innere Schließmuskel im Harnblasenboden, und wir können Wasser lassen.

Noch müssen wir aber nicht, denn es gibt ja auch noch den äußeren Schließmuskel: Ihn können wir beeinflussen und erst mal sagen: Stopp, ich will noch nicht! Damit bleibt der äußere Muskel also so lange geschlossen, bis wir eine Gelegenheit gefunden haben, uns zu entleeren.

Und tschüss!

Als Letztes geht es für den Urin durch die Harnröhre. Ein prominenter Weg, ist es doch der Gleiche, den bei Männern auch der Samen nimmt. Diese lange männliche Harnröhre ist übrigens viel weniger anfällig und bietet einen guten Schutz vor Infektionen. Frauen haben aufgrund ihrer wesentlich kürzeren Harnröhre viel häufiger Blasenentzündungen.

Eine gelbe Sache

Und warum ist der Urin nun gelb, immerhin hat er die Farbe zwischendurch ja verloren? Das liegt an den Urochromen, das sind Stoffwechselprodukte, die beim Abbau des roten Blut-farbstoffs Hämoglubin entstehen. Wie intensiv gelb die Farbe ist, hängt von der Konzentration des Urins ab – also davon, wie viel Flüssigkeit wir dem Körper mit dem Trinken und Essen zuführen. Grundsätzlich sollte er eine gesunde gelbe Farbe haben – denn wenn die Farbe von der Norm abweicht, kann das ein Zeichen dafür sein, dass wir krank sind.

Exkurs: Die Niere

Wussten Sie schon:

× ... dass die Nieren relativ hoch in unserem Körper liegen? Nämlich im oberen Bereich der Bauchhöhle links und rechts der Wirbelsäule.
× ... dass die rechte Niere etwas höher liegt als die linke? Denn sie wird von der Leber ein Stück verdrängt.
× ... dass eine Niere etwa zwölf Zentimeter lang, sechs Zenti-meter breit und drei Zentimeter dick ist? Außerdem ist das Organgewebe rötlich braun, und die Form erinnert ein biss-chen an eine Bohne.
× ... dass eine Niere drei Zonen hat? Die Nierenrinde, das Nie-renmark und das Nierenbecken.
× ... dass die Nieren nur etwa 25 Minuten brauchen, um das gesamte Blut einmal zu reinigen?

02

HARN, ABER HERZLICH ...

... und was das mit dem Blutdruck
und der Niere zu tun hat

Damit unser Organismus richtig funktionieren kann, ist es wichtig, dass ein bestimmter Blutdruck gehalten wird, denn sowohl ein zu niedriger als auch ein zu hoher Blutdruck sind schädlich für unseren Körper. Grundsätzlich bestimmt der Druck nämlich, wie schnell das Blut durch unseren Körper saust und damit die Organe versorgt.

Wenn der Blutdruck zu niedrig ist, bedeutet dies, dass das Blut nicht alle Organe im Körper erreichen kann und diese damit nicht genügend Nährstoffe und Sauerstoff bekommen. Heißt: Auf lange Sicht kann es zu Organversagen und zum Tod kommen. Genauso blöd ist es aber, wenn der Blutdruck zu hoch ist, dann können die Gefäße und die Organe kaputtgehen. Und das wollen wir ja beides nicht.

Entscheidend sind die Größe der Blutgefäße und das Blutvolumen.

Ab in den Garten

Ein kleines Beispiel: Wenn wir einen Schlauch zusammendrücken, wird der Druck höher, und wir können mit dem Wasser weiter spritzen. Wir könnten aber auch einfach den Wasserhahn mehr aufdrehen – denn dann kommt ja mehr Wasser durch den Schlauch. Also ist der Blutdruck umso höher, je kleiner die Blutgefäße und je größer das Blutvolumen ist. Umgekehrt heißt das natürlich, dass der Blutdruck geringer ist, wenn die Blutgefäße weiter sind und das Blutvolumen kleiner – logisch.

Die Niere ist schuld

Jetzt kommen unsere Freunde, die Nieren, ins Spiel – denn die haben Einfluss auf beide Faktoren. Die Nieren messen die Natriumkonzentration, wenn diese zu gering ist, kommt ein anderer Stoff zur Geltung: Renin. Der wird in den Nieren gebildet und durch niedrigen Blutdruck und gewisse Hormone aktiviert. Das Renin bewirkt die Bildung weiterer Stoffe, die dafür sorgen, dass sich die Blutgefäße verengen, wir durstig werden und das Hormon ADH gebildet wird. Wenn wir den Durst durch Trinken löschen, erhöht sich durch die zugeführte Flüssigkeit das Blutvolumen – damit steigen auch der Blutdruck und der Natriumgehalt – und alles ist wieder in Butter.

Flüssigkeit

Übrigens hat das Hormon ADH auch Einfluss auf das Flüssigkeitsvolumen in unserem Körper. Wenn wir zum Beispiel lange nichts mehr getrunken haben, erhöht sich der osmotische Druck im Blut, also die Konzentration der Blutkörperchen, und das Blut wird dicker. Wenn jetzt ADH ausgeschüttet wird, holen sich die Nieren mehr Flüssigkeit aus dem Primärharn zurück, so steigt wiederum die Flüssigkeitsmenge im Blut, und der Druck sinkt wieder.

Weil all diese Mechanismen ineinandergreifen und sich gegenseitig beeinflussen, ist es wichtig, dass der Blutdruck von unserem Körper ständig überwacht und kontrolliert wird.

Und was ist, wenn wir uns anstrengen?

Wenn wir mehr Leistung bringen wollen, dann brauchen unsere Muskeln mehr Nahrung und Sauerstoff. Um dieses Bedürfnis zu befriedigen, steigt der Blutdruck, denn der kann sich an die Anforderungen, die an unseren Körper gestellt werden, anpassen. Gleichzeitig atmen wir schneller, weil wir so auch mehr Sauerstoff in den Körper pumpen. Und das ist ganz normal.

Wenn unser Körper aber im Ruhezustand mehr Druck aufbringen muss, um die Organe zu versorgen, dann ist etwas nicht in Ordnung. Zum Beispiel könnte es sein, dass sich die Gefäße nicht mehr ausreichend weiten können, kaputte Gefäßwände wären ein Grund dafür oder eine Verkalkung – und auch eine nachlassende Nierenleistung. Deshalb ist es absolut wichtig, dass wir unsere Nieren gesund halten.

03

WIE WICHTIG IST WASSER?

Und wieviel Wasser brauchen wir überhaupt?

Erst einmal müssen wir festhalten, dass Wasser ja generell für die Menschheitsgeschichte eine echt wichtige Rolle gespielt hat: Schließlich entstand aus dem Wasser das Leben – die ersten Wasserlebewesen krochen vor rund 400 Millionen Jahren daraus hervor und haben sich von dort aus zur Eroberung des Festlands aufgemacht. Dazu kommt, dass unser Körper zu 60 bis 70 Prozent aus Wasser besteht – übrigens: Je jünger wir sind, desto wasserhaltiger ist er. Besonders viel Wasser befindet sich im Blut, in den Skelettmuskeln und in der Haut, im Fett eher wenig. Und es arbeitet als eine Art Transportmittel für alle Stoffe, die der Körper braucht.

Immer schön schlucken!

Es wäre also ziemlich blöd, wenn wir unseren Körper nicht ständig mit Wasser versorgen würden: Wir würden eingehen wie die sprichwörtliche Primel, und das ziemlich schnell. Während wir nämlich ohne Nahrung recht lange auskommen, locker 14 Tage, verdursten wir schon nach etwa 36 Stunden. Daher ist es gut, wenn wir pro Tag so um die zwei bis drei Liter Flüssigkeit aufnehmen. Das müssen wir natürlich nicht alles trinken, es steckt ja auch eine ganze Menge in dem, was wir essen: in Obst und Gemüse, Suppen und so weiter. Und alles, was oben reinkommt, muss auch nicht übers Pinkeln wieder raus. Das wäre ziemlich nervig – dann würden wir ja nur noch auf der Toilette sitzen. Ein Glück, dass nur etwa anderthalb Liter über den Urin entschwinden, ein bisschen über den Stuhl und fast ein Liter mit der Atmung und über das Schwitzen.

Die Nieren sind wieder schuld

Die Nieren sind dabei die entscheidenden Organe – sie sorgen ja dafür, dass der Wasserhaushalt in unserem Körper konstant gehalten wird. Und dabei ist es ganz entscheidend, wie viel Flüssigkeit hineinkommt. Das heißt: Die Wasserabgabe richtet sich nach der Wasseraufnahme, je mehr getrunken wird, desto mehr muss auch wieder raus. Zu viel Wasser will der Körper nämlich auch nicht haben, daher ist es wenig sinnvoll, ganz viel Wasser hinunterzustürzen, wir tun uns den weitaus größeren Gefallen, wenn wir gleichmäßig über den Tag verteilt trinken.

Fußball-Saufgelage

Ein Beispiel: Wenn wir ein fetziges Fußballspiel verfolgen und uns dazu hinreißen lassen, mal eben drei Maß Bier am Stück zu trinken, dann merkt unser Körper sofort: Hui – hier stimmt was nicht – das ist viel zu viel Flüssigkeit – das muss weg! Dann sind die Prozesse in unseren Nephronen, das sind Untereinheiten der Nieren, nicht mehr im Gleichgewicht. Mit einer erhöhten Strömungsgeschwindigkeit und einer abnormalen Konzentration durchfließt der Primärharn den Weg der Aufbereitung. Und das belastet den Körper, weil der Urin eben nicht mehr normal zusammengesetzt ist – der Körper muss mehr arbeiten als sonst. Und wenn man dauerhaft im chemischen Ungleichgewicht ist – also ständig zu viel oder zu wenig trinkt –, dann kommt es zu Mangelerscheinungen oder zu übermäßig hohen Konzentrationen, und das kann uns krank machen.

Wirkt Kaffee harntreibend?

Wie viel der Einzelne trinken muss, hängt vom persönlichen Gleichgewicht ab – und das ist unterschiedlich. Daher kann es sein, dass Person A trinken kann, was das Zeug hält, trotzdem aber nicht besonders häufig auf die Toilette muss, weil der Körper die Flüssigkeit eher über den Schweiß verliert. Person B muss eine Flasche nur angucken und sofort auf die Toilette rennen, weil sie die Flüssigkeit eher über den Urin loswird. Die Bildung des Harns geschieht, wie wir ja schon gehört haben, blutdruckabhängig. Das hat aber auch mit persönlichen Gewohnheiten zu tun: Wenn jemand es zum Beispiel nicht gewohnt ist, Kaffee zu trinken, muss er im Anschluss sofort auf die Toilette, weil der Körper durch die Blutdrucksteigerung sofort anfängt, Urin zu produzieren.

04
PLACES TO PEE BEFORE YOU DIE
(1–11)

Passend zum Weltbestseller *1000 places to see before you die* stellen wir Ihnen nun eine Liste mit Orten und Örtchen vor, auf denen Sie unbedingt mal gewesen sein *müssen* oder über die es sich zu sprechen lohnt. Oder ganz einfach: *Places to pee before you die, Part I:*

1. Flugzeugtoiletten
Beef or chicken?

Gerade im Hinblick auf die Flugzeugtoilette ist die Frage »Beef or chicken?« mehr als relevant. Entscheidet man sich für ein würzig mariniertes Hühnchen, kann das zu einem *durchschlagenden* Erfolg führen, der uns für den restlichen Flug an den kleinen Verschlag bindet. Nicht nur, dass man meist noch eine Schlange von weiteren Chicken-Opfern vor sich hat: Ist man erst einmal an der Reihe, muss man auch noch einen kurzen Kampf mit der seltsam anmutenden Schiebe-Falttechnik der Tür ausfechten. Im Inneren angelangt, geht es mit diversen Schwierigkeiten weiter: Platzmangel, Luftlöcher und die unumstößliche Gewissheit, dass man sich lediglich durch eine Oblaten-dünne Schiebe-Falttür von den 250 Mitreisenden getrennt Erleichterung verschaffen kann. All das macht diesen Toilettengang zu einer Erfahrung der besonderen Art. Hätte man doch nur zu einem leichten Snack gegriffen. Wäre ein Joghurt die bessere Wahl gewesen?

Aber ehrlich: Hand hoch, wer hat noch nie Angst davor gehabt, in 10 000 Metern Höhe den zum Bersten gespannten Deckel des Joghurts zu öffnen!?

Nein, jegliche Nahrung in Flugzeugen hat ihre eigenen Tücken. Und besucht haben sollte man eine solche Toilette allemal!

2. Vorsicht, Schnorchler!

Oh – wie schön ist Panama!

Wozu lange Abwasserkanäle und groß angelegte Kläranlagen bauen, wenn man die Entsorgung der Fäkalien doch viel einfacher gestalten kann?

Auf einer der San-Blas-Inseln östlich des Panamakanals, die wegen ihrer schönen Natur und den überaus freundlichen Bewohnern bei Weltumseglern sehr beliebt sind, haben die Einheimischen ihre ganz eigene Methode entwickelt: Man baue eine einfache Holzhütte auf Stelzen ins Meer, verbinde sie über einen wackeligen Steg mit dem Strand – fertig! Und das Ganze nennt man dann *Traditionen bewahren*. Im Boden des Toilettenhäuschens befindet sich nämlich lediglich ein Loch, in das man sich entleeren kann. Einfach rein in das kristallklare Nass – verschwimmt sich! Und eins muss man der Toilette dort lassen: Einen so schönen Blick hat man beim Verrichten des Geschäfts sonst wohl kaum! Einzig im Dunkeln und unter Alkoholeinfluss könnte das Balancieren über den schmalen Steg schwierig werden, besonders unschön, wenn man kopfüber in den Fäkalien des Vorgängers landet. In diesen Genuss kommen übrigens auch unvorsichtige Taucher oder Schnorchler, die nicht wissen, dass es sich bei der romantisch anmutenden Hütte um eine Toilette handelt, und begeistert darunter hindurchtauchen – und gar nicht merken, dass ihnen von oben jemand auf den Kopf pinkelt ...

3. Klorestaurants in Asien –

Wo das Essen gar nicht so scheiße schmeckt

Wenn man in Asien bei seinem ersten Date aufs Klo eingeladen wird, klingt das vielleicht zunächst anrüchig, auf den zweiten Blick ist es aber weniger anstößig, als man denkt. Denn sowohl in China als auch in Japan und Korea erfreuen sich die WC-Restaurants immer größerer Beliebtheit. Man sitzt dabei in den Restaurants auf Kloschüsseln mit geschlossenen Deckeln. Fast alles, was man aus dem heimischen Bad kennt, findet man auch hier wieder: Die Spülkästen dienen als Lehne, die Wände zieren Badezimmerkacheln, Klopapierrollenhalter und die Waschbecken werden als Tische zweckentfremdet. Doch wer denkt, dass hier der Spaß schon aufhört, hat die Rechnung ohne den chinesischen Einfallsreichtum gemacht: Auch die Speisen und die Getränke werden stilecht präsentiert. Drinks gibt's aus Mini-Urinalen, die Gerichte werden in Mini-Kloschüsseln serviert. Und als echtes Highlight folgt die Nachspeise: ein braunes Softeis in Form eines kunstvoll geschwungenen (sagen wir, wie es ist) »Scheißhaufens«, natürlich ebenfalls serviert in einer kloförmigen Schüssel.

4. Südpol, das Mekka der Hämorrhoiden-Fans

Kalt, aber immer in Bewegung

Selbst Prinz Harry musste bei seiner Expedition mit kriegsversehrten britischen und amerikanischen Soldaten im Jahr 2013 feststellen, dass es ohne Toilette auch am Südpol nicht geht. Laut seines Expeditionskollegen, dem Schauspieler Dominic West, ist der royale Spross aber ein ganz hervorragender Klobauer. Seine Konstruktion bestand nach Wests Erläuterungen aus Blöcken, die den Wind abhielten, und hatte sogar einen Halter für Papier. Auf diesem besonderen »Toiletten-Thron« zu sitzen sei eine ganz besondere Erfahrung gewesen, so West – sozusagen ein, vom Poker inspirierter, »Royal Flush«. Doch eines wurde wohl allen schmerzlich bewusst: Am Südpol ist es so kalt, dass man wortwörtlich einen Strahl Wasser in die Ecke stellen könnte, da er ruck, zuck gefrieren würde. Es gibt übrigens noch ein Kult-WC am Südpol, das sogar bekannter als Harrys Konstruktion ist. Diese Toilette ist ein echter Tipp für die Hämorrhoiden-Fans unter uns. Was hat Mutti uns immer gesagt? Setz dich nicht auf die kalten Steine, sonst gibt's 'ne Blasenentzündung oder Hämorrhoiden. Doch auf der südlichsten und wahrscheinlich auch kältesten Toilette der Welt ist das nur schwer einzuhalten. Sie steht in der Amundsen-Scott-Südpolstation und ehrt so die beiden Südpolpioniere Roald Amundsen und Robert Falcon Scott auf ganz spezielle Weise. Das Klo liegt in 2835 Metern Höhe auf dem Inlandeis, nur circa 350 Meter vom geografischen Südpol entfernt. Die Jahresdurchschnittstemperatur rund um das eisige Örtchen beträgt minus 49 Grad Celsius, mit Schwankungen zwischen minus 13 und minus 82 Grad. Lange Sitzungen dürften hier also eher selten sein. Ob der Begriff »arschkalt« erstmalig von Herrn Amundsen oder Mr. Scott eingeführt wurde, ist nicht nachzuweisen, verwundern würde es aber nicht. Und was hilft bei Kälte? Natürlich immer in Bewegung bleiben. Nur gilt das hier nicht etwa für die Benutzer des WCs, sondern für die Toilette selbst. Denn diese Toilette ist durch das Eis, auf dem sie erbaut wurde, ständig in Bewegung und driftet pro Jahr an die zehn Meter dem Südpol entgegen.

5. Yes, you can!

Washington D.C.

Ein ganz besonderes Exemplar einer transportablen Toilette hat die Firma Don's Johns entwickelt und gebaut. Doch weniger die Ausstattung als deren Nutzer machen sie so einzigartig. Okay, dass der Waschtisch aus Granit ist, die Türen holzvertäfelt und der Boden aus hochwertigem Hartholz besteht, unterscheidet dieses Dixi-Klo vielleicht ein wenig von den blauen Plastikexemplaren, die man auf Rockfestivals sieht. Aber das Dixi-Klo de luxe hätte es dennoch nicht in unsere Top 32 geschafft, hätte sich nicht Mister President Barack Obama himself während seines Wahlkampfs 2009 des Öfteren hierhin zurückgezogen und sich erleichtert. Vielleicht wurde hier sogar während der einen oder anderen Blasenentleerung sein legendärer Wahlkampfspruch »Yes, we can!« erfunden. Man kann es nur vermuten, sicher ist hingegen, dass es somit nicht nur die »Airforce One« gibt, sondern auch einen »Restroom One«.

6. Die Marathon-Rinne

I want to pee a part of it

Schon *good old blue eye* Frank Sinatra wusste es und besang es in einem seiner Evergreens: »If I can make it there, I'll make it anywhere«. Natürlich war die Textzeile des Megahits »New York, New York« anders gemeint, die Botschaft stimmt dennoch: Denn gibt es irgendetwas Entspannteres, als Schulter an Schulter mit 50 000 Gleichgesinnten beim New-York-Marathon zu urinieren? Denn bevor losgelaufen wird, muss man erst einmal laufen lassen können. Und wer das hier kann, den schockt kein Urinal auf der ganzen Welt mehr. Beim New-York-Marathon kann man sich und seine Blase diesbezüglich austesten. Hier tummeln sich kurz vor dem Start die nervösen Blasen der Läuferinnen und Läufer an der längsten Pinkelrinne der Welt. Diese beläuft sich auf sage und schreibe 300 Meter Länge. Und da viele Teilnehmer bereits Stunden vorher zum Start kommen und dort aus Langeweile und Nervosität viele isotonische Getränke zu sich nehmen, möchte man das Zeug natürlich rechtzeitig vor dem Start wieder aus dem Körper spülen. Das Ergebnis ist ein einzigartiger Fluss aus Urin, der die Monsterrinne füllt und die Organisatoren jedes Jahr aufs Neue vor eine planerische Herkulesaufgabe stellt. »I want to pee a part of it, New York, New York...«

7. Der heilige Gral des Urins

Chongqing, China

Die Vier-Millionen-Stadt Chongqing im Südwesten Chinas besitzt seit Juli 2008 die größte öffentliche Bedürfnisanstalt der Welt. Das vierstöckige Super-Klo bietet über 1000 Toiletten auf 3000 Quadratmetern, dazu Open-Air-Ausblick von der höchsten Etage. In den Räumen stehen Waschbecken auf Gips-Frauenbeinen in Pumps, und auch sonst erinnert einiges an einen Vergnügungspark. Unter den zahlreichen Verzierungen der Pissoirs finden sich Elefantenköpfe, Frauenfiguren, die an Mariendarstellungen erinnern, aber auch bedrohlich wirkende Drachenköpfe. Das Gebäude ist eine Mischung aus Hundertwasser-ähnlicher Kunst und Kitsch à la Disneyland. Dennoch ist dieser Rekordhalter auf jeden Fall einen Besuch wert, noch dazu ist die Nutzung sogar kostenlos.

8. WC mit Handy-Zwang

Pinkeln in Finnland nur per SMS

Falls Sie mit dem Auto in Finnland unterwegs sind, sollten Sie für den Fall eines entstehenden Blasendrucks vorbereitet sein, denn hier halten die Finnen für ihre Gäste eine besondere Eigenart bereit. Um eine öffentliche Toilette überhaupt aufsuchen zu können, benötigt man vor allen Dingen ein Handy. Ein Handy? Ja, denn die Türen dieser Toiletten öffnen sich nur noch per SMS. Das kann bei Unwissenheit oder abgelaufener Prepaid-Karte unschöne Folgen haben. Man kann nur hoffen, dass die Netzabdeckung in Finnland überall problemlos funktioniert.

9. Der Ferrari unter den Klosetts

Die teuerste Toilette der Welt

Die luxuriöseste Toilette der Welt (die teuerste in unserem Kosmos befindet sich auf der ISS Raumstation. Sie kostete die NASA 14 Millionen Dollar) befindet sich wohl in Hongkong. Dort hat ein geschäftstüchtiger Juwelier 38 Millionen Hongkong-Dollar (damals rund 5,4 Millionen Euro) investiert, um in seinem Laden eine goldene Toilette errichten zu lassen. In dem nicht nur stillen, sondern vor allen Dingen teuren Örtchen funkelt beinahe alles golden: die Toilettenschüssel, das Waschbecken, die Klobürsten, der Klopapierrollenhalter, die Spiegelrahmen, die Wandlampen, Wandkacheln und sogar die Türen. Und weil das anscheinend noch nicht genug des Luxus ist, ließ man auch noch die Decke mit Rubinen, Saphiren, Smaragden und Bernstein verzieren. Seither gilt die Toilette als eine *der* Sehenswürdigkeiten Hongkongs. Statistisch gesehen, wurde die Edel-Toilette bis jetzt von über fünf Millionen Touristen besucht. Dennoch darf sich in solch luxuriöser Umgebung natürlich nicht jeder erleichtern: Wer die Goldtoilette aufsuchen will, muss zuvor Schmuck im Wert von mindestens 1000 Hongkong-Dollar (knapp 153 Euro) gekauft haben. Ein Schnäppchen für die Luxus-Popos dieser Welt.

10. Bustoiletten

Chemie trifft Notdurft

Der Hinweis bei Fernreisen mit dem Bus, man solle seine Körperflüssigkeiten doch bitte bei sich behalten oder zumindest die großen Geschäfte am Rastplatz machen, ist durchaus berechtigt. Es gibt romantischere Vorstellungen, als die über 1200 Kilometer gesammelte Fäkalmelange von 80 Personen in der Nase zu haben. Denn der kleine Chemiebaukasten, der sich Bustoilette nennt, hat diesen Namen nicht verdient. Dieses Relikt aus den Achtzigerjahren sollte nur im absoluten Notfall zur Verrichtung der Notdurft dienen. Und so weist der Busfahrer noch einmal darauf hin, dass das Hinsetzen auf der Chemietoilette oberste Pflicht sei und dies auch für die männlichen Mitreisenden gelte. Doch wenn man bei Kilometer 150 kurz vor dem Bersten der eigenen Blase steht und sich geschlagen gibt, erkennt man, dass die meisten Passagiere der Weisung des Busfahrers nicht uneingeschränkt Folge geleistet haben. Insbesondere einige Herren scheinen ihr Talent und ihre Freude an Urin-Graffitis entdeckt zu haben. Quer über den Boden und das Klo zeichnen sich herrliche expressionistisch anmutende Muster ab. Wie bei einem Gemälde von Jackson Pollock zeigen sich innovative und unkonventionelle Farb-Spritztechniken der Extraklasse. Mit ein wenig Fantasie erkennt man zum Beispiel Schmetterlinge und Einhörner auf dem Linoleum. Als versierter Hobbyhandwerker fertigt man sich hurtig eine Art Klopapiermanschette um die Brille, bevor man sich niederlässt. Doch schon nach geschätzten zehn Sekunden überfällt einen der Gedanke, dass man gerade irgendwo über vorbeifliegendem Asphalt und zwischen Zwillingsreifen sitzt. Dies steigert blasentechnisch nicht gerade die Entspannung, die nötig ist, um das Geschäft erfolgreich abzuschließen, und so kneift man doch wieder die Arschbacken zusammen und wartet auf den nächsten Rasthof.

Mittlerweile hat sich im Bus oft ein typischer Geruch ausgebreitet: Dieser ist ein bunter Fächer verschiedenster Düfte und setzt sich zusammen aus dem Gestank des Chemieklos, den über Jahrzehnte durchgefurzten Stoffen der Bussitze und dem Odeur der 80 Mitreisenden, die über mehrere Stunden Überlandfahrt auf zirka 50 Quadratmetern ihren Körperausdünstungen freien Lauf lassen.

11. O'zapft is!
Auf dem Oktoberfest im Reich der Sinne

Jeder von uns sollte einmal in seinem Leben die Erfahrung gemacht haben, auf dem Oktoberfest zu pinkeln. Hier tut sich einiges auf den Toiletten. Zum Beispiel werden hier so manche Utensilien gefunden, die den alkoholisierten Gästen so aus den Taschen oder sonst woher fallen. Darunter finden sich Handys, Schmuck, Gebisse und natürlich auch mal ein Schal oder eine Mütze. Doch die Reinigungskräfte staunten nicht schlecht, als ein komplettes Dirndl auf einer Toilette entdeckt wurde. Wie die Besitzerin ohne ihr Kleid nach Hause gelangt ist, mag mal dahingestellt sein.

Da die Zelte bei Überfüllung gesperrt werden und Sitzplätze daher Gold wert sind, hält sich seit Langem die »Urban Legend« der Unter-der-Sitzbank-Pinkler. In der Not sollen einige Mannsbilder schon mal die Lederhose geöffnet und sich unter dem Biertisch Erleichterung verschafft haben. Die Lederhose hat dazu übrigens eine aufknöpfbare Klappe. Übrigens: Obwohl es auf der Wiesn die stattliche Anzahl von 964 Toilettensitzplätzen und etwa 878 Meter Stehplätzen gibt, entscheiden sich dennoch viele Besucher fürs Wildpinkeln hinter dem Zelt. Doch Vorsicht! Das kann teuer werden! Wer erwischt wird, darf saftige 35 Euro Strafe zahlen. Dann doch lieber das Geld in eine weitere Maß Bier investieren, oder?

05
UROPHILIE

Der Fetisch um den goldenen Strahl

Mehr Menschen, als man glauben mag, haben eine sexuell geprägte Vorliebe für Urin. Diese Leidenschaft bezeichnet man als Urophilie. Personen mit dieser Neigung können durch den Geruch, den Vorgang des Urinierens oder sogar nur durch das Zusehen beim Pinkeln stark erotisiert werden und dadurch einen Lustgewinn erzielen. Auch die orale Aufnahme (Urophagie) ist weitverbreitet und kann in verschiedenen Varianten praktiziert werden. Oder um es auf Deutsch zu sagen: Es stehen verdammt viele Leute drauf, sich anpissen zu lassen! Wohin auch immer!

Wer bei seinen Internetausflügen schon mal zufällig (klar!) auf einschlägigen Pornoseiten gelandet ist, dem dürften gewisse Begriffe wie »Natursekt« oder »Golden Shower« geläufig sein. In der Psychoanalyse gilt dieser Fetisch übrigens als leichte Störung der Sexualpräferenz, jedoch ansonsten als harnlos – ähhh – harmlos. Erst wenn die sexuelle Stimulation ausschließlich durch Urin erreicht werden kann und der Betroffene dadurch eine Art Leidensdruck verspürt, sollte man über eine Behandlung nachdenken und sich einem Psychologen öffnen. Die Verbreitung dieser Neigung ist bei Männern und Frauen gleichermaßen ausgeprägt, und kleine Wasserspielchen finden öfter hinter verschlossenen Türen statt, als man denkt. Aber natürlich sind diese Praktiken nicht sehr geeignet, um sich auf der nächsten Cocktailparty damit zu brüsten.

»Na, was macht ihr so dieses Wochenende?«

»Ach, na ja, nichts Besonderes. Wir pissen uns vielleicht mal wieder schön an, wenn Uwe vom Büro nach Hause kommt. Und ihr?«

Solch einen Gesprächsverlauf dürfte man selten verfolgen, da die Urophilie gesellschaftlich verpönt ist und die Akzeptanz eher begrenzt. Und das, obwohl im Urin weitaus weniger Gefahren lauern als zum Beispiel im Sperma. Selbst die Anzahl von HI-Viren ist im Urin zu gering, als dass man von einem Infektionsrisiko sprechen könnte. Und auch die geringe Bakterienmenge im Harn ist für den gesunden Menschen harmlos. Allerdings sollte man vorher abklären, ob eine Hepatitis-A-Erkrankung vorliegt. Die könnte nämlich sehr wohl übertragen werden.

Viele Urin-Fetischisten haben einen Hang zu Sadomaso-Praktiken (SM). Hier wird der Natursekt als Bestrafung und/ oder Belohnung gespendet. Man unterscheidet die Untergruppen »Urosadismus« und »Uromasochismus«.

Es gibt aber auch Menschen, die darauf abfahren, den Urin möglichst lange im Körper zu halten – und zwar am besten so lange, dass es am Ende doch zu einem »kleinen Unfall« kommt. Gerade in Zweierbeziehungen ist dieser – übrigens aus Japan stammende – Fetisch, »Omorashi« genannt, natürlich wunderbar auslebbar: »Pinkelsklaven« gehen nämlich so weit, dass ihr dominierender Sexpartner darüber entscheiden darf, wann sie die Toilette aufsuchen: als Ausdruck der Ergebenheit. Daraus resultieren dann zum Beispiel Spielchen am Telefon, wobei der Mann sein Mädchen anbettelt, endlich Pipi machen zu dürfen, sie ihm dies aber verbietet. Noch besser funktioniert das Spiel natürlich über eine Webcam, weil der Fetisch so besser kontrolliert werden kann. Es gibt auch »Herrinnen«, die die Sache noch auf die Spitze treiben, indem sie den »Pinkelsklaven« zwingen, mehrere Gläser Wasser oder Wein zu trinken, damit der Drang zum Pinkeln noch erhöht wird. Oder Dominas, die festlegen, wie viele Milliliter gepinkelt werden dürfen, per Messbecher kontrolliert, der Rest muss angehalten werden. Noch extremer ist die Variante, dem »Pinkelsklaven« eine Art Einlauf zu verpassen. Oft führen die »Opfer« dann einen »Ich muss echt dringend pinkeln«-Tanz auf, bis sie den Urin nicht mehr halten können – und dann wird der »Pinkelsklave« für sein Malheur natürlich bestraft, indem er zum Beispiel die Nase in den Urin stecken muss.

Alles in allem kann man aber zusammenfassend festhalten, dass Urophilie eine weit verbreitete Spielart der Sexualität ist, deren Praktizierung von allen bestritten wird, wie beispielsweise zu früheren Zeiten das Lesen der *Bravo*. Aber auch hier gilt: Bei pfleglichem Umgang und Einhaltung bekannter Hygieneregeln ist dieser Fetisch als unbedenklich zu bezeichnen. Schließlich muss jeder selbst entscheiden, ob er als menschliche Toilette dienen möchte oder nicht. Und die Vorlieben und Geschmäcker sind eben unterschiedlich…

06
PIPI-PARTY IM POTT

Wie wir also gerade erfahren haben, hat das Thema Urin eine ziemlich große Strahlkraft (klingt irgendwie seltsam in diesem Kontext) im sexuellen Bereich, doch wie kann man sich davon ein genaues Bild machen? Auch wenn uns (Jule und Tim) diese Neigung fernliegt, wollten wir dennoch erfahren, was genau die Faszination ausmacht, und Antworten aus erster Hand von den Personen erhalten, die diesem Fetisch nachgehen. Eine Interviewanfrage bei einer Produktionsfirma für Fetischfilme blieb unbeantwortet, also brauchten wir einen Plan B. Schnell die Münze geworfen, wer ihn ausführen sollte – die Wahl fiel auf Tim. Und Plan B hieß in diesem Fall Folgendes: Sich auf eine »Golden-Shower-Party« einschleichen und inkognito mit den Teilnehmern über ihre Vorlieben und Motivationen reden. Auf nach Gelsenkirchen, Pipi-Party im Pott – wenn das nicht verheißungsvoll klingt!

Tims Pipi-Party im Pott

Obwohl ich durch meine Bühnenprogramme und Lesungen Stresssituationen und Aufregung kenne, bin ich erstaunlich nervös, als ich meinen Wagen unweit der angegebenen Adresse abstelle. Das Gebäude steht mitten an einer Hauptstraße, und vor der Tür rollen Mütter ihre Kinderwagen über den Bürgersteig, während alte Frauen ihre Einkäufe nach Hause tragen. Ich komme mir in diesem Idyll wie ein Kleinkrimineller vor, wie ein Fremdkörper in dieser heilen Welt, der an der Eingangstür eines Hauses klingelt, um Zugang zu einer Urin-Party zu erlangen. Ich bin mir absolut sicher, dass jeder einzelne Bewohner der gesamten Straße gerade in diesem Moment aus dem Fenster schaut und mit ausgestrecktem Zeigefinger zu mir herüberzeigt: »Schaut, der Boltz geht auf 'ne Pinkelparty!«

Die besagte Veranstaltung findet in einem Club statt, der ansonsten von Swinger-Paaren genutzt wird. Zumindest deuten Plakate auf solche Veranstaltungen hin. Am Eingang empfängt mich ein nett aussehender Mann um die 60. Das beruhigt mich. Ich hatte schon die wildesten Fantasien, wie und in welchem Dress ich wohl begrüßt werden würde. Der Mann stellt sich mir als »Hennes« vor und erklärt mir kurz den Ablauf des Abends: Umziehen, ein paar Drinks an der Bar nehmen, sich gerne am Buffet bedienen, und wenn ich Lust habe, soll ich einfach in den Aktionsbereich hinübergehen. Ein »Nein« bedeute trotz aller Offenheit auch hier Nein. Sehr beruhigend! Ich entrichte meinen Eintritt von 50 Euro und steuere auf die angewiesene Umkleide zu. Diese erinnert mich an ein Fußball-Hallenturnier von D-Jugendlichen. Auch dort wurden zu meiner Schülerzeit stets zu viele Personen auf zu engem Raum dazu verdonnert, sich umzuziehen. Auch der damals stets vorhandene Geruch von Fußschweiß ist wahrzunehmen. Gerade als ich in meiner Tasche nach meinen Turnschuhen mit den hellen Sohlen krame, die übrigens auch stets Vorschrift waren, um den Hallenboden zu schonen, betritt ein älterer Herr die Umkleide und zieht sich direkt vor meiner Nase um. Falsche Scham ist hier ein Fremdwort. Sein monströses Gehänge ist ebenso einschüchternd wie irritierend, und ich kann, wie bei einem Autounfall, einfach nicht wegschauen. Als der Greis dann auch noch in einen Ganzkörper-Spitzen-Catsuit und Gummistiefel schlüpft, wäge ich ab, ob eine vorzeitige Flucht tatsächlich feige sei. Ich befinde »Ja«, rufe mich zur Ordnung und widme mich wieder meiner eigenen (Ver-)Kleidung. Da ich nicht weiß, was man bei so einer

Pinkelparty trägt, und ich Schwarz immer für eine passende Farbe halte, entscheide ich mich für eine Art Strand-Outfit. Falls es an einem möglichen Strandabschnitt innerhalb des Clubs also zu einem spontanen Trauergottesdienst kommen sollte, wäre ich bestens ausgerüstet. Ich schaue mich im Spiegel an: Schwarze Shorts mit schwarzem T-Shirt, dazu schwarze Sandalen, die mich irgendwie dämlich aussehen lassen. Wirklich überzeugt bin ich nicht, doch alles ist besser als ein Ganzkörper-Spitzen-Catsuit und Gummistiefel. Wagemutig betrete ich den Barbereich, in dem sich bereits die ersten Gäste eingefunden und um die Bar aufgereiht haben. Mir fällt als Erstes auf, dass überall große Glaskaraffen, gefüllt mit Brennnesseltee, herumstehen, an denen sich die Teilnehmer auch fleißig bedienen. Der Profi weiß anscheinend, welche Getränke die kürzeste Verweildauer in Magen und Blase haben, und sorgt dementsprechend vor. Brennnesseltee gehört nicht zu meinen bevorzugten Getränken, und so entscheide ich mich für eine Apfelschorle. Niemand schaut mich anklagend an, und ich bin beruhigt, dass Fruchtschorlen als Getränk ebenfalls in Ordnung sind. Neben mir befindet sich eine Gruppe von Männern, die sich zu kennen scheinen. Zumindest reden sie angeregt miteinander. Sie bemerken, dass ich alleine an der Bar stehe, und binden mich umgehend in das Gespräch ein, das sich um Fußball dreht. Ein seltsames Gefühl: Ich rede über etwas so Profanes wie die übermächtige Dominanz des FC Bayern München und werde diese Herren dennoch in einigen Minuten vor sich hinpinkeln sehen. Einer von ihnen prostet mir zu und stellt sich vor: Hans-Peter ist Ende 50 und arbeitet in einer Sparkassenfiliale. Dass er auch außerhalb seiner Arbeitszeit auf akkurate Kleidung setzt, zeigt seine Klamottenwahl. Er trägt peinlich exakt gewichste (keine zweideutigen Gedanken bitte!) Lackschuhe, dazu Kniestrümpfe, ein hellblaues Hemd mit weinroter Krawatte und einen dunkelblauen Pullunder. Praktisch wie am Bankschalter, wenn man mal von dem winzigen Detail absieht, dass Hans-Peter keinerlei Beinkleid trägt. Ja, er ist in der Mitte seines Körpers Freischwinger, was mich beim Gespräch anfänglich ziemlich irritiert. Doch Hans-Peter nimmt mir meine Ängste, indem er mit mir spricht, als wolle er mir lediglich Auskunft über mein Sparbuch erteilen oder mir ein *Knax*-Heft mitgeben. Hans-Peter erzählt, dass er regelmäßig auf solche Veranstaltungen gehe und ein Agreement mit seiner Frau getroffen habe, die ihm dies erlaube, wenn sie auch selbst nicht seine Neigung teile. Dadurch würde er nicht in die missliche Lage geraten, seine Frau anlügen zu müssen. Zumal es ihm gar nicht um Sex gehe, sondern vielmehr um das Gefühl, etwas Ungezogenes, Verbotenes zu tun. Etwas, das man sonst im Alltag nicht von ihm erwarten würde. Das sei für ihn der Kick. Nicht mehr und nicht weniger.

Ich glaube ihm seine Erläuterungen sofort, er ist ein netter Kerl, der sich auszudrücken weiß und dem ich tatsächlich meine Finanzen anvertrauen würde, ohne mit der Wimper zu zucken. Hans-Peter trinkt sein Glas aus und folgt den anderen, die nun vermehrt in den Nebenraum abwandern. Das ist wohl auch für mich das Startzeichen, mir das ganze Treiben aus der Nähe anzusehen. Ich gebe mir einen Ruck und folge der Gruppe nach nebenan. Dort befindet sich in der Mitte des Raums ein aufblasbarer Gartenpool, in dem zwei Frauen knien. Sie sind kaum zu sehen, da sich eine Gruppe von Männern um sie herum versammelt hat, die sich bereits über die Oberkörper und Gesichter der Frauen entleeren. Hans-Peter versichert mir, dass es später auch einen »Reverse« geben wird. Auf meine Nachfrage, was das denn sei, erklärt er mir, dass dann die Damen ihren Saft an die Herren spenden würden. Ah ja, vielen Dank für die Erklärung, aber ich bin raus! Ich bin durchaus ein toleranter Mensch, aber ich muss erkennen, dass dieser Anblick hier und heute etwas zu viel ist, er ist einfach beschämend. Ich schäme mich fremd. Nicht diese Leute hier sind falsch, sondern ich. Trotz allem sind sie mir nicht unsympathisch. Es wäre mir fast lieber, wenn ich sie nicht ausstehen könnte, aber sie wirken eigentlich unglaublich normal, nur eben mit anderen Vorlieben als die meisten anderen Menschen, die ich kenne.

Ich mache einen Zwischenstopp am Buffet und stelle mir einen Teller aus Kartoffelsalat und Wiener Würstchen zusammen. Neben mir eine junge Frau, wie ich sie hier gar nicht erwartet hätte: äußerst attraktiv, mit schulterlangem Haar und nettem Lächeln. Wir reichen uns gegenseitig Würstchenzange und Kartoffelsalatlöffel und tauschen ein paar Höflichkeitsfloskeln aus. Zufälligerweise sitzen wir im Barbereich wieder nebeneinander, und so kommen wir ins Gespräch. Durch die nette Plauderei mit Hans-Peter motiviert, gehe ich forscher an die Sache heran. Sie nennt sich Kiki und erklärt mir, dass sie mit ihrem Freund hier sei. Wie aufs Stichwort kommt er gerade aus dem Aktionsbereich und setzt sich zu uns. Die zwei erklären, dass sie diese Neigung erst im Verlauf ihrer Beziehung entdeckt, und sich solche Praktiken gar nicht hätten vorstellen können. In der Beziehung gebe ihnen diese Variante aber nun ein Gefühl von absolutem Vertrauen, wobei ihre Rollen klar definiert seien. Kiki sei die Aktive, und er genieße es, von ihr auf diese Weise dominiert zu werden. Auf der Party finde er es erregend, zuzusehen, wie sie diese Macht auch andere, fremde Männer spüren lasse. Und auch hier wieder die Erklärung, dass es wenig mit Sex zu tun habe und hier auch keine Handlungen diesbezüglich stattfinden würden. Zumindest nicht mit den beiden. Kiki bestätigt, dass es eine reine Kopfsache für sie sei und diese allein den Kick ausmachen würde. Sie benutzt den Begriff »Kopfkino« in ihren Erläuterungen geradezu inflationär, doch tatsächlich erklärt er ihre Einstellung wohl auch am besten. Die beiden scheinen glücklich und leben ihrer Meinung nach eine weitaus ehrlichere Beziehung als die meisten anderen Paare, die ihre Neigungen heimlich mit anderen Partnern ausleben müssten.

Zwischenfazit: Pipi auf andere zu machen ist nix für mich, aber es ist wohl weiter verbreitetet, als ich dachte. Und die Akteure sind keine kranken Hirne, sondern ganz normale Leute mit herkömmlichen Wertvorstellungen und Respekt voreinander.

Die nächste Runde beginnt. Ich gehe zurück in den Aktionsbereich und erkenne im Becken eine recht attraktive Frau Anfang 30 und daneben eine ältere Dame. Beide knien im Becken und lassen sich von einer kleinen Gruppe von Männern besprenkeln. Ich kann immer noch keinen Reiz darin sehen und ziehe mich erneut verschämt zurück in Richtung Barbereich. Ich bin ja auch hier, um die Motivation der Leute besser zu verstehen, und nicht, um zu spannen. Ich gehe zur Herrentoilette. Als die Tür hinter mir ins Schloss fällt und ich vor dem Pissoir stehe, muss ich schallend lachen. Die Toiletten sind klinisch sauber und unbenutzt, und mir wird klar, dass ich an diesem Abend wahrscheinlich die einzige Person im ganzen Club bin, die zum Pinkeln auf die Toilette geht. Ich stelle mir vor, wie Hennes wütend zur Tür hereingestürmt kommt und mir deutlich zu verstehen gibt, dass ich zum Pinkeln doch bitte schön nach draußen gehen solle.

Ich nehme im Anschluss an der Bar Platz und beobachte die umstehenden Gäste, während ich aus einem Schälchen Erdnüsse aufpicke. Dabei denke ich an die vielen Probe-Entnahmen und Untersuchungen in Hotelbars, bei denen man festgestellt hat, dass in diesen Nuss-Schälchen unendlich viele Keime und Spuren von Urin zu finden seien, da sich die Herren meist nicht die Hände nach dem Toilettengang waschen. Ein Teststreifen dürfte hier und heute Abend wohl neue Maßstäbe setzen. Ob man zwischen den Urinspuren überhaupt noch Reste von Nüssen finden kann?

Neben mir steht eine Transe am Tresen. Sie ist weder gekonnt geschminkt, noch ist ihre Perücke von herausragender Qualität. Alles in allem erinnert sie mich eher an die Filme mit Thomas Gottschalk und Mike Krüger aus den Achtzigern, in denen die beiden schlecht geschminkte Frauen spielten. Allerdings ist dieses Exemplar vor mir witziger als die beiden Blödelbarden und mir irgendwie sympathisch. Das merkt sie/er und spricht mich an. Man kann nicht behaupten, dass man hier nicht offen und herzlich aufgenommen werden würde. Das würde ich mir in »normalen« Lokalitäten auch mal so wünschen. Sie/er stellt sich mir als »Dominique« vor. Nach ein paar Floskeln frage ich sie offen, was sie an diesen Partys anmache. Dominique erklärt mir, dass sie eher passiv sei, gerne eine devote Rolle einnehme und sich gerne dominanten Männern ausliefere. Und die größte Form der Erniedrigung sei nun mal, sich anpinkeln zu lassen. Das errege sie. Aha! Endlich mal jemand, der auch sexuell motiviert ist. Also scheint dies durchaus eine weitere Komponente zu sein. Dominique erklärt mir weiter, dass sie das Gefühl möge, wie sich die warme Flüssigkeit einen Weg durch ihre Kleidung bahne und die nasse Kleidung noch lange auf ihrer Haut liegen würde. Sie sagt mir, dass sie das Reden darüber jetzt echt angemacht habe, und ob ich nicht mit hinüber in den Aktionsbereich gehen wolle. Ich lehne dankend ab und widme mich wieder den Urin-Nüsschen.

Es erstaunt mich, wie selbstverständlich hier alle mit Fremden wie mir umgehen. Davon könnten sich einige Leute in weitaus weniger verfänglichen Situationen eine Scheibe abschneiden. Hier gibt es weder Fremdenfeindlichkeit noch Vorurteile. Vielleicht sollten Rechtsradikale einfach mal mit Migranten eine Runde pinkeln gehen! Das entspannt!

Nach einigen weiteren Gesprächen entscheide ich, das Etablissement zu verlassen. Hennes verabschiedet mich mit Handschlag und der Frage, ob alles in Ordnung war und ob ich mal wieder vorbeikäme. Ich bedanke mich, bestätige, dass alles in Ordnung sei, und übergehe die Antwort auf eine Wiederkehr. Im Auto sitzend, verarbeite ich das Erlebte nur langsam und tue mich sichtlich schwer mit meinem Fazit. Was soll ich darüber schreiben? Billige Scherze wie »Ich habe mich bepisst vor Lachen« kommen mir falsch und heuchlerisch vor. Alle waren irre nett und offen mir gegenüber. Niemand hat sich abfällig darüber geäußert, dass ich an keiner einzigen Runde teilgenommen habe. Die Erklärungen, was den Reiz ausmacht, sich von jemandem anpinkeln zu lassen, sind ebenso breit gefächert wie die Gründe, warum man Bier oder Weintrinker ist, Heidi Klum mag oder eben nicht. Zu urteilen fällt mir schwer, aber es war interessant, für einen Abend in diese Welt einzutauchen, um zu verstehen, was diese Faszination ausmacht. Eine Erfahrung, die man nicht zwingend gemacht haben muss, aber die sicher auch nicht schadet. Zumindest zeigt es wieder einmal, wie unterschiedlich Menschen ticken und wie gut es ist, dass das so ist. Nur Nüsschen aus Glasschalen werde ich wohl in nächster Zeit nicht mehr essen wollen...

07
ZEIG MIR, WAS DU STRULLST, UND ICH SAGE DIR, WER DU BIST!

Warum eine Urinprobe mehr aussagt als eine Blutprobe

Tatsächlich ist es so, dass der Urin eine ganze Menge über uns verrät. Wenn man sich zum Beispiel die Zusammensetzung anschaut, kann man sehr genau erkennen, ob hier eine Störung vorliegt und dies ein Hinweis auf Krankheiten sein kann.

Grundsätzlich ist es so, dass der Urin über den Tag verteilt ganz unterschiedlich zusammengesetzt ist. Jemand mit einem gleichmäßigen Tagesablauf wird einen ganz anderen Urin haben als jemand, der jeden Tag etwas anderes macht, vielleicht im Schichtdienst arbeitet oder viel Stress hat.

Was mache ich denn jetzt?

In diesem Zusammenhang laufen die Wünsche, die wir haben, dummerweise oftmals konträr zu den Bedürfnissen unseres Körpers. Viele von uns mögen ja das Abenteuer, die Abwechslung und das Neue. In dem Fall muss der Körper aber immer wieder umdenken: »Hups, was ist denn jetzt los? Was mache ich denn jetzt?« Wenn wir hingegen ganz regelmäßig leben, freut sich der Körper, dann fühlt er sich sicher. Eine ständige Belastung, ein hektisches Leben oder eine ungesunde Ernährung können also dazu führen, dass wir krank werden, zum Beispiel Harnsteine bekommen, und das zeigt dann natürlich, dass etwas nicht in Ordnung ist.

Was steckt denn drin, im Urin?

Zum größten Teil besteht der Urin aus Wasser, nämlich zu 95 Prozent. In den restlichen 5 Prozent stecken Harnstoff,

Harnsäure, Salze, Vitamine, Farbstoffe, Kreatinin (hat was mit dem Muskelstoffwechsel zu tun), Säuren und Hormone. Die Menge richtet sich danach, wie viel Flüssigkeit wir zu uns nehmen. Das hat übrigens auch Einfluss auf die Farbe, die kann von hell bis dunkelgelb variieren. Außerdem kann sich die Farbe verändern, abhängig davon, welche Lebensmittel wir essen. Einige von ihnen haben Einfluss auf den Harn. Dazu aber später mehr. Ein gesunder Urin ist jedenfalls in der Regel hellgelb und relativ geruchslos.

Wie verändert sich der Urin über den Tag?

Über den Tag verteilt, ist die Zusammensetzung unseres Pipi nie gleich. Das kann man zum Beispiel anhand des pH-Werts erkennen. Er zeigt den Säuregrad in unserem Urin an, und der kann schwanken, abhängig von der Tageszeit, der Nahrung und dem Zustand unserer Psyche. In der zweiten Nachthälfte etwa werden mehr Säuren ausgeschieden, deshalb sollte der Harn morgens einen leicht sauren pH-Wert anzeigen. Das bestätigt uns nämlich, dass die Säuren, die sich in der Nacht im Stoffwechsel gebildet haben, auch wieder ausgeschieden werden. Im Lauf des Tages sollte es eine Auf-und-ab-Bewegung im Kurvenverlauf geben, denn auch ein nur basischer Urin zeigt, dass im Körper etwas nicht in Ordnung ist. Wenn man mal gucken will, ob der eigene Säure-Basen-Haushalt o. k. ist, gibt es die Möglichkeit, die pH-Werte über den Tag verteilt zu messen.

Wie misst man den pH-Wert?

Das geht mit ganz einfachen Indikator-Streifen aus der Apotheke. Da strullt man nur ganz kurz (eine Sekunde lang) drauf, dann wird sich der Streifen sofort verfärben, und über die Farbe kann man anhand einer Farbskala vergleichen, welchen pH-Wert der Urin gerade hat. Wichtig ist: Um ein aussagekräftiges Ergebnis zu erzielen, sollte man drei Tage lang bei jedem Toilettengang messen und den Wert zusammen mit der dazugehörigen Uhrzeit notieren. Am Ende werden alle Werte in die Vorlage eingetragen und zu einer Kurve verbunden. Schwupps, haben wir ein Ergebnis.

Aber aufpassen: Bei so einem Test auf jeden Fall drei Tage vorher sämtliche Nahrungsergänzungsmittel und Vitamintabletten weglassen, sonst wird das Ergebnis verfälscht.

Und was ist nun gut, und was nicht?

Die pH-Wert-Skala reicht von 0–14. Der mittlere Wert (7) gilt dabei als neutral. Alle Werte unter 7 sind sauer, die Werte über 7 basisch. Bei einem gesunden Urin sollten die Werte nach zehn Uhr morgens mindestens einen pH-Wert von 6,4 oder mehr erreichen. Die Tageswerte müssen schwanken – und das mehrfach um mehr als einen ganzen pH-Wert. Der Morgenurin muss einen pH-Wert von unter 6,5 haben und der sauerste des Tages sein. Es ist ein Irrglaube, dass allein basische Werte Gesundheit bedeuten und saure für eine Übersäuerung stehen – viel wichtiger ist: Je größer die Dynamik, desto besser!

Wenn Sie morgens saure und tagsüber neutrale bis basische Werte haben, dann kann man nur sagen: Hut ab, das ist selten! Aber vielleicht leben Sie ja wirklich sehr gesund! Im Durchschnitt ist es so, dass wir von gesunden Werten sprechen, wenn die pH-Werte morgens zwischen 6,2 und 6,8 liegen, abends zwischen 6,8 und 7,4.

Und andere Messwerte?

Der pH-Wert ist natürlich nicht der einzige Indikator, der uns zeigen kann, ob etwas mit unserem Urin nicht stimmt. Es gibt noch andere Anzeichen: Eiweiß gehört zum Beispiel nicht hinein, es sagt uns, wie ernst eine Nierenerkrankung ist. Das heißt: Je mehr Eiweiß im Urin, desto schlechter steht es um unsere Niere. Rote und weiße Blutkörperchen können ein Anzeichen für eine Nierenkrankheit, eine Krankheit der Harnwege, eine Nierenbeckenentzündung oder ein Zeichen für Harnsteine sein. Bakterien weisen entweder auf eine harmlose Keimbesiedlung oder aber eine Infektion hin. Zucker im Urin kann ein Zeichen für eine Zuckerkrankheit sein. Auch ein Brennen beim Toilettengang, unangenehmer Geruch, schaumiger Urin oder eine Verfärbung desselben sind Zeichen dafür, dass unser Körper eventuell krank ist.

Grundsätzlich ist die Niere krank, wenn sie nicht mehr in der Lage ist, ihre Funktionen angemessen zu erfüllen.

Und wie halten wir die Niere fit?

Es gibt ein paar einfache Dinge, die wir beachten können, um unserer Niere Gutes zu tun: Dazu gehört eine gesunde, fettarme Ernährung aus Obst und Gemüse, Fisch, wenig rotem Fleisch, Nüssen usw., sie verhindert, dass die Nierengefäße verkalken. Ebenfalls wichtig ist es, regelmäßig genug zu trinken und das Rauchen zu unterlassen, sonst steigt die Gefahr, Nierensteine zu bekommen. Zudem können ein zu hoher Blutdruck und hohe Blutzuckerwerte die Niere krank machen.

Blut und Urin regelmäßig zu untersuchen, den Blutdruck zu beobachten und ab und an einen Ultraschall der Niere zu machen kann unseren Nierchen also bestimmt nicht schaden!

Blutprobe versus Urinprobe

In der heutigen Zeit schauen die Mediziner ja vor allem aufs Blut. Wer regelmäßig ein großes Blutbild macht, wiegt sich in Sicherheit – da müsste doch alles dran zu erkennen sein, denken wir. Dabei nutzt die Medizingeschichte noch gar nicht so lange das Blut zum Erkenntnisgewinn. Jahrhundertelang hat sich der Mensch nämlich vor allem mit dem Urin beschäftigt – mit der sogenannten Harnschau. Noch heute ist das Symbol der Urologie ein Harnbeschauer, der ein Harnschauglas mit der Hand in die Sonne hält. An Farbe und Geruch konnte man schon damals genau erkennen, was im Körper so los ist, und das ist auch heute noch so. Mit den heutigen Messmethoden hat man ein enormes Fenster in den Körper. Der Urin ist quasi wie ein Fingerabdruck des Menschen.

Doch irgendwann kam die Spritze auf, und plötzlich war es möglich, Blutproben zu entnehmen, was dann immer populärer wurde. Dabei erkennt man eine Krankheit, sofern sie zunächst nur im Hintergrund brodelt und die Signale nicht so stark sind, im Blut zunächst gar nicht. Aber in unserem Harn zeigen sich solche Signale sehr wohl, bevor es symptomatisch wird. Denn die Substanz, die – ausgelöst durch eine Krankheit – in unserem Körper unterwegs ist, wird von den Nieren abgeführt und über den Urin ausgeschieden. Und wenn der Arzt weiß, dass diese besagte Substanz nur bei Problemen vorhanden ist, kann er sich auf die Suche nach der Ursache machen und behandeln. Und das, bevor sich die Blutwerte verschlechtern. Heißt: Lieber regelmäßig den Urin checken lassen, er ist oftmals aussagekräftiger als ein Blutbild.

Was geht ab?

Generell haben viele Leute den Blick dafür verloren, was im eigenen Körper so abgeht. Erkenntnisse von früher wurden vergessen, die Menschen beobachten sich selbst nicht mehr genau und wissen gar nicht mehr, wie wir funktionieren. Viele sind zum Beispiel völlig überrascht, dass die Ernährungsweise Einfluss auf die Harnsteinbildung haben kann.

08
HARNSTEINE

Marmor, Stein und Eisen bricht, aber unser Harnstein nicht ...

Wichtig zu wissen ist erst einmal, dass Harnsteine selbst überhaupt keine Erkrankung sind. Sie sind ein Symptom für eine Erkrankung. Die Urinzusammensetzung ergibt sich ja schließlich nicht rein zufällig, sondern sie reflektiert das Geschehen in unserem Körper. Es gibt eine »normale« Zusammensetzung, die aber nicht so festzunageln ist wie zum Beispiel die Blutzusammensetzung, die in viel engeren Grenzen festgelegt ist. Pipi ist immer auf eine gewisse Art und Weise individuell – es können zwei Personen, die genau das Gleiche tun und essen, trotzdem einen unterschiedlichen Urin haben, weil die Körper einfach ein wenig anders ticken. Um Harnsteine zu bekommen, muss aber mehr dazukommen als eine normale Schwankung der Urinzusammensetzung.

Wie sieht ein Harnstein überhaupt aus?

Im Prinzip sind Harnsteine Kristalle. Das liegt an den Mineralsalzen, die normalerweise gelöst im Urin vorkommen. Wenn der Säuregehalt des Harns aber groß genug ist, bilden sich mit der Zeit kleine Kristalle, die über die Zeit größer und größer werden können. Das kann bei jedem passieren. Neben den steinbildenden Substanzen verfügen wir aber auch über steinhemmende Substanzen – und normalerweise reicht die Zeit bei einem gesunden Urin nicht aus, um Steine zu bilden, weil er ja vorher ausgeschieden wird. Aber wenn man in ein Glas strullert und das Pipi stehen lässt, wird man nach ein paar Tagen sehen, dass er kristallisiert – das kann jeder gerne mal zu Hause ausprobieren!

Bei einem krankhaft veränderten Urin hingegen können sich auch im Körper Steine bilden. Je nachdem, wo sie sich befinden, werden Nierensteine, Harnleitersteine, Blasensteine oder Harnröhrensteine unterschieden.

Schräge Steine und Rekorde

Manchmal wundert man sich, was Menschen so aushalten, bevor sie zu einem Doc gehen, um sich behandeln zu lassen – vielleicht wollen die Patienten aber auch einfach ihre Ärzte ins Staunen versetzen: Der Rekordstein – der größte, der jemals in einem Menschen gefunden wurde – war über ein Kilogramm schwer und so groß wie eine Honigmelone! Es war ein Blasenstein, und der Arzt, der den Stein herausoperiert hat, soll gesagt haben: »Glückwunsch – es ist eine Junge!«

Überhaupt können Blasensteine lustige Reaktionen hervorrufen – es gibt auch Leute, die ganz viele kleine Blasensteine haben. Das Problem ist: Sie verstopfen den Blasenausgang, und dann können die Patienten nicht mehr Pipi machen. Doch die Betroffenen wissen, was dann zu tun ist: Sie müssen auf und ab hüpfen, um den Ausgang wieder frei zu machen, und dann fängt es in der Blase geräuschvoll an zu klappern!

Und wieso hat der eine Steine und der andere nicht?

Ob jemand Steine bildet oder nicht, hängt von ganz unterschiedlichen Faktoren ab. Im Prinzip gibt es 1001 Möglichkeiten: von Transportprozessstörungen in der Niere, anatomischen Problemen über Harnabflussstörungen, engen Stellen im Harnleiter bis hin zu Stoffwechselproblemen, Hormonen oder Darmerkrankungen.

Generell fördern ein unregelmäßiger Tagesablauf, unregelmäßiges Essen, fettiges Essen und zu viel Alkohol die Harn-steinbildung. Ergo sollte man sich ausgewogen, regelmäßig und in Maßen ernähren, Stress vermeiden und das Gewicht halten, wenn man nicht von den Klunkern belästigt werden will.

Das Problem ist, dass wir Menschen uns immer mehr vom Vernünftigen wegbewegen: Das, was früher mal üblich war, das Essen wie bei Oma und Opa, alles in Maßen, ist völlig in den Hintergrund getreten. Stattdessen stopfen wir uns mit Fast Food voll und kennen die Grenzen nicht mehr. Das alles ist nicht gut für unseren Körper. In den Dritte-Welt-Ländern zum Beispiel, wo es kaum Alkohol, dafür aber knappe Kost gibt, sind Steine selten, in den westlichen Industrieländern hingegen nehmen sie immer mehr zu.

09
STANDING URINATIONS

Warum Männer jetzt ganz offiziell im Stehen pinkeln dürfen

Gerade Frauen beschweren sich ja ständig darüber, dass Männer im Stehen pinkeln. Genau deshalb finden sich an diversen Toiletten die Schilder, die auf humorvolle Weise versuchen, darauf hinzuweisen, dass die Herren sich beim Urinieren doch bitte niederlassen sollen.

Jetzt bekommen die lieben Herren, die zuvor nur auf die »Natürlichkeit« und die »biologische Hochdruckreinigung« zu verweisen wussten, Hilfe von ganz oben. Ein Amtsgericht hat »Pinkeln im Stehen« jetzt nämlich ganz offiziell erlaubt.

Was war geschehen? Ein Vermieter war der Meinung, dass der männliche Bewohner seiner Wohnung den Marmorboden im Bad mit Urinspritzern verätzt habe – daher hatte er die Rückgabe der Kaution verweigert. Der Mieter war im wahrsten Sinne des Wortes angepisst und zog vor Gericht. Und so musste ein Experte beurteilen, ob der Urin tatsächlich die Ursache für die Bodentrübung war. Gesagt, getan, bestätigt. Das Gericht glaubte dem Experten zwar, gab dem Hausbesitzer aber trotzdem nicht recht.

Wörtlich im Urteil: »Trotz der in diesem Zusammenhang zunehmenden Domestizierung des Mannes ist das Urinieren im Stehen durchaus noch weitverbreitet ... Jemand, der diesen früher herrschenden Brauch noch ausübt, muss zwar regelmäßig mit (...) Auseinandersetzungen mit insbesondere weiblichen Mitbewohnern, nicht aber mit einer Verätzung des Bodens (...) rechnen.«

Tja, liebe Damen, ihr müsst also sehr stark sein – Pinkeln im Stehen ist jetzt richterlich abgesegnet.

Rein aus gesundheitlichen Gründen: Sollten Männer im Sitzen pinkeln?

Ja, werden viele Frauen jetzt schreien! Und wenn nur aus dem Grund, dass man/frau weniger putzen muss. In der Tat, so geschickt der Stehpinkler auch sein mag, wirklich spritzfrei geht die Pinkelei im Stehen nicht vonstatten. Es sei denn, die Körpergröße des Mannes ist so gering, dass das gute Stück im Stehen dennoch direkt in der Toilette hängt ... Von diesen Ausnahmen mal abgesehen, ist es aufgrund der Strecke, die der Urin nehmen muss, um in der Toilettenschüssel zu landen, und dem Schwung, mit dem er in selbiger ankommt, fast unmöglich, dass es nicht zu kleinen Spritzern kommt, die sich dann auf der Brille oder sogar rund um die Toilette unschön abzeichnen.

Nicht ohne Grund haben die Damen sich fadenscheinige Begründungen gesucht, um die Männer davon zu überzeugen, dass sich das Pinkeln im Stehen auch aus anatomischen Gründen nachteilig auswirkt: ein verdrehter Harnleiter, eine geklemmte Blase, eine gequetschte Niere. Das alles ist natürlich ausgemachter Blödsinn. Medizinisch gesehen, ist es für den Mann völlig wurscht, ob er im Stehen oder im Sitzen pinkelt, wenn es sich gewisse Doktoren auch nicht nehmen lassen, bei zunehmendem Alter und zunehmendem Harndrang in der Nacht (und damit einhergehenden möglichen Kreislaufproblemen) darauf hinzuweisen, dass es durchaus bequemer sein kann, sich beim Urinieren gemütlich niederzulassen. Ein Hinweis für die Umweltfreunde unter den Stehpinklern:

Beim Benutzen eines Pissoirs liegt der Wasserverbrauch nur bei etwa zwei Litern – im Gegensatz zu einer Toilette, in der bei jedem Toilettengang fast neun Liter hinabgespült werden.

Weit pinkeln: Nicht auf die Länge kommt es an...

Der eine oder andere Stehpinkler könnte ja auf die Idee kommen, sich nicht nur vorzunehmen, das Innere der Toilettenschüssel überhaupt zu treffen, sondern dabei noch etwas mehr Geschick und Draufgängertum an den Tag zu legen: warum sich direkt vor die Schüssel stellen, wenn es doch auch möglich sein könnte, diese aus einem Meter Entfernung zu treffen? Doch wie weit kann Mann überhaupt pinkeln? Mit sehr viel Fantasie könnten wir den Muskeldruck der Blase beim Pipi-Machen mit der Schubkraft einer Kugel in einem Kanonenrohr vergleichen. Je mehr Druck, desto weiter die Flugbahn. Zudem beeinflusst der Winkel die Flugbahn und in unserem Fall auch das Ziel unseres Urinstrahls. Dabei macht uns das Alter allerdings einen Strich durch die Rechnung, was die Rekorde im Weitpinkeln angeht. Experten der urologischen Klinik in Wien haben herausgefunden, dass das Blasenvolumen ab dem 40. Lebensjahr kontinuierlich abnimmt. Und das bedeutet gleichermaßen einen sinkenden Blasendruck. Und wo weniger Druck ist, da ist auch weniger Weite... Sollten Sie also Interesse daran haben, an Weitpinkel-Wettbewerben teilzunehmen, sollten Sie eher Ihren neugeborenen Säugling anmelden, der in jugendlichem Leichtsinn locker drei Meter schaffen kann, als den Schwiegervater, der im fortgeschrittenen Rentenalter über ein paar Handlängen nicht mehr hinauskommt.

10
NUTZLOSES WISSEN (TEIL 1)

Unfälle beim Pinkeln

Eine erschreckende Statistik belegt, dass das stille Örtchen einen wahren Risikobereich im Haushalt darstellt. Die Chancen auf eine Verletzung beim Pinkeln auf der Toilette liegen statistisch gesehen nämlich bei 1:10 000. Die Chancen, beim Lotto zu gewinnen, hingegen nur bei circa 1:140 000 000.

Bei solch alarmierenden Quoten ist ein Unfall beim Wasserlassen ja nahezu programmiert. Doch nicht nur die körperliche Unversehrtheit steht auf dem Spiel, auch Hab und Gut scheinen gefährdet. So gehen jährlich etwa 850 000 Handys per Toilettenspülung verloren und tauchen in den Tiefen der Kanalisation nie wieder auf. Kurz unaufmerksam nach vorn gebeugt, um die Hose hochzuziehen oder schnell noch eine Nachricht verschickt, und zack, ist das Mobiltelefon auf Nimmerwiedersehen verschwunden. Einige Handybesitzer versuchen oftmals noch zu reagieren und greifen reflexartig in die Keramik. Dumm nur, wenn man seinen ganzen Arm reinsteckt und diesen dann nicht mehr rausbekommt. Sie lachen, ist aber so! Genau diese Zwischenfälle treten vermehrt auf, und so müssen die eifrigen Handybesitzer meist durch kostspielige Feuerwehreinsätze befreit werden.

Aber auch Promis haben öfter mal kleine Pinkelunfälle. So ließ Kim Kardashian bei einem Interview über Spanx-Unterhosen (das sind so ganz eng anliegende Fett-weg-Unterhosen) bei der Frage nach ihren Erfahrungen zu diesem Produkt verlauten: »Ah! Die, in denen man pinkeln kann? Ich pinkle immer über die ganze Spanx, es ist ein Desaster! Die Öffnung im

Schritt ist nicht groß genug.« Das war vermutlich nicht die Info, die sich die Reporterin erhofft hatte, aber vielen Dank Frau Kardashian!

Dass das Wildpinkeln schnell ins Auge gehen kann, musste ein 55-jähriger Mann aus Nordrhein-Westfalen schmerzhaft erfahren. Beim Pinkeln in einer Grünanlage in Hattingen geriet der Mann aus dem Gleichgewicht und stürzte kopfüber in ein Gebüsch, in das er sich vor allzu neugierigen Blicken zurückgezogen hatte. Der Mann konnte den Sturz nicht abfangen und fiel so unglücklich, dass sich ein Ast durch sein Auge in den Kopf bohrte und er mit schwersten Verletzungen per Rettungshubschrauber in eine Augenklinik geflogen werden musste. Tja, manchmal ist es besser, dass manche Dinge in die Hose und nicht ins Auge gehen...

11

KRANKHEITEN, DIE MAN SICH AUF EINER ÖFFENTLICHEN TOILETTE EINFANGEN KANN, UND WIE MAN SICH DAVOR SCHÜTZT

Erstaunlicherweise sterben jedes Jahr immer noch mehr Menschen an mangelnder Sanitärhygiene als an Aids, Malaria und Masern zusammen. Ein Großteil davon natürlich in Ländern mit katastrophalen Hygienebedingungen. Aber auch bei uns lohnt sich ein Blick in die gekachelte Welt. Studien haben ergeben, dass bei jeder Toilettenspülung in Schwimmbädern etwa 25 000 Viren und 600 000 Bakterien in winzigen Wassertröpfchen durch die Luft geschleudert werden. Die landen im Umkreis von zwei Metern auf dem Boden und vermehren sich dort bestens. Auch die bei uns mittlerweile sehr beliebten Luft-Handtrockner sind eher suboptimal, da sie die Erreger noch mal ordentlich durch die Luft wirbeln, damit auch wirklich jeder etwas davon hat. Und dass sich nur ein Drittel der Benutzer die Hände nach einem Toilettengang wäscht, trägt ebenfalls nicht zur Verbesserung der Hygiene bei. Überhaupt stellen Wasserhähne ein weitaus größeres Risiko dar als zum Beispiel die Klobrille. Denn selbst dann, wenn sich zum Beispiel Durchfall erzeugende Salmonellen auf der Klobrille niedergelassen haben, bildet die Haut eine natürliche Barriere, solange sie unverletzt ist. Die Erregerlein müssen noch irgendwie in den Mund gelangen ... und nur die wenigsten wischen erst mit den Händen über die Brille und lecken sich nach dem Toilettengang die Finger ab.

Anders bei den Wasserhähnen. Die werden natürlich mit den Fingern berührt, und somit können sich die Keime eines Erkrankten auf unsere Hände übertragen. Dann genügt ein kleiner, unachtsamer Griff zum Mund, und schon hat man sich mit den Erregern infiziert. Gleiches gilt für die Türgriffe auf Toiletten. Gerade noch alles sauber gemacht, und dann beim Verlassen der Örtlichkeit doch wieder alles an den Griffeln. Dumm gelaufen! Wenn man nun noch weiß, dass ein Gramm Fäkalien nicht nur bis zu zehn Millionen Viren enthalten kann, sondern auch eine halbe Million Bakterien, 1000 Parasiten und Hunderte Wurmeier, kann man sich gut vorstellen, dass man sich am gemütlichen stillen Örtchen ernsthafte Krankheiten wie Typhus und Cholera, Salmonellen, Chlamydien oder den Norovirus einfangen kann.

Toilettenbesucher, die ein paar einfache Regeln einhalten, können der Katastrophe jedoch meist entgehen:

× Sitze, Spülknopf und Toilettendeckel nur mit einem Papiertuch anfassen.
× Um sicherzugehen, besser nicht auf die blanke Klobrille setzen, sondern mit einer Papierunterlage arbeiten.
× Mangels feuchten Toilettenpapiers niemals normales Toilettenpapier mit Wasser aus der Schüssel benetzen. Hier schwimmen viele Keime herum, die dann auch noch mit der Schleimhaut in direkten Kontakt kommen würden.
× Die Hände anschließend mit Seife und möglichst warmem Wasser waschen.
× Zum Abtrocknen Papiertücher benutzen, keinesfalls Stoffhandtücher, denn die bieten den Keimen und Bakterien einen idealen Lebensraum.
× Die Tür, soweit möglich, mit dem Fuß aufschieben. Muss die Klinke angefasst werden, dann auch hier nur mit Papiertuch.
× Auf Campingplätzen oder in Schwimmbädern nicht barfuß auf das stille Örtchen gehen, sonst freut sich der Fußpilz.

12
URIN UND ALKOHOL

Was geschieht im Rausch?

... und der Trunk ist ein großer Beförderer
von drei Dingen: roten Nasen, Schlaf und Urin.
(William Shakespeare)

Wie sich Flüssigkeit in Urin verwandelt, haben wir ja schon bei der Reise unseres Bierchen durch den Körper erfahren. Aber was passiert eigentlich sonst in uns, wenn wir uns mit Hochprozentigem zuschütten?

Als Erstes gelangt der Alkohol über die Verdauung ins Blut. Das wird vom Herzen ins Gehirn gepumpt, und zwar innerhalb kürzester Zeit. Nur zwei Minuten braucht der Alkohol, um in unserem Gehirn anzukommen. Dort trifft der Wirkstoff Ethanol auf Millionen von Nervenzellen, Endorphine werden ausgeschüttet, die dafür sorgen, dass dämpfende Botenstoffe verstärkt werden. Das ist der Grund, warum wir uns mit Alkohol so entspannt fühlen, locker, selbstsicher, manchmal sogar unbesiegbar.

Der Begriff Alkohol kommt übrigens aus dem Arabischen, von *al-kuhl*, und bedeutet: das Feinste.

So fein ist das, was bei uns im Oberstübchen passiert, aber eigentlich gar nicht. Denn unsere Wahrnehmung verändert sich, unser Verstand verliert an Einfluss, stattdessen übernimmt das Triebverhalten.

Und das liegt an den Molekülen des Alkohols: Sie lähmen die Nervenzellen, verhindern das korrekte Übermitteln von Informationen. Das ist natürlich zunächst nicht so schlimm, sofern es sich nur um einen leichten Schwips handelt. Je mehr wir aber trinken, desto stärker nimmt die Gehirnleistung ab. Schon ab 0,8 Promille funktionieren unsere Augen nicht mehr richtig, wir sehen doppelt, unser Gleichgewichtssinn taumelt hin und her, und auch mit dem Sprechen wird's schwieriger.

Miau! Kater?

Den spüren wir je nachdem, wie viel wir am Abend zuvor getrunken haben und wie empfindlich wir sind. Das Wort haben übrigens Studenten etabliert, die den Kater scherzhaft von Katarrh abgeleitet haben, der jedoch mit alkoholbedingten Symptomen nur bedingt vergleichbar ist. Aber immerhin, der Alkohol rutscht ja über die Speiseröhre in den Magen und kann dort die Schleimhäute reizen, sodass es am folgenden Tag zu Übelkeit kommen kann. Zudem verengen sich im Gehirn die Arterien, was ebenfalls Unwohlsein auslösen kann.

Der Abbau des Alkohols passiert natürlich in der Leber, durch ein Enzym, die Alkoholdehydrogenase. Sie verwandelt ihn in Acetaldehyd, ein noch stärkeres Körpergift, das von unserem Körper dann so schnell wie möglich ausgeschieden werden muss. Übrigens ist dieses Enzym auch der Grund, warum Asiaten weniger Alkohol vertragen als zum Beispiel Europäer, das Enzym ist bei ihnen einfach nicht so gut entwickelt, deshalb brauchen sie länger, um den Alkohol abzubauen. Auch Frauen vertragen weniger Sprit als Männer, das liegt daran, dass sie zum einen meistens kleiner und schmaler sind und im Verhältnis zur Körpergröße mehr Alkohol aufnehmen als Männer, zudem besteht der weibliche Körper aus mehr Fett und weniger Wasser – das bedeutet, dass das selig machende Gebräu weniger verdünnt wird. Und von dem Enzym, das beim Abbau des Alkohols hilft, besitzen Mädels auch weniger.

Im Pipi-Rausch

Wenn wir Alkohol trinken, muss unser Körper noch mehr leisten, als er sowieso schon tut. Die Leber übernimmt die Mülltrennung, trennt den Sprit in Wasser und CO_2, alles Giftige und Nutzlose wird dann über die Nieren, die Lunge und die Haut wieder nach draußen befördert. Aus dem Restmüll zieht sich der Körper auch die unschönen Kohlehydrate, die sowohl im Weinchen als auch im Bierchen enthalten sind und die unser Körper dann in einen schönen *Waschbärbauch* umwandelt, anstatt auch sie auf dem schnellsten Wege wieder nach draußen zu befördern. 20 bis 40 Gramm Alkohol am Tag gelten laut der Weltgesundheitsorganisation übrigens noch als »risikoarmer Konsum«. Und um 10 Gramm Alkohol abzubauen (das sind etwa 0,15 Promille), brauchen wir eine gute Stunde.

Interessante Info am Rande: Wissenschaftler wollen herausgefunden haben, dass bei einem leichten Rausch genau die gleichen biochemischen Reaktionen ablaufen, wie wenn wir uns richtig verknallen: Wir sind happy, sehen alles positiv, ignorieren Negatives, fühlen uns einfach total stark und unbesiegbar. Tja, und ebenfalls wie beim Liebesrausch läuft dann auch das Erwachen ab, wenn sich wieder alles normalisiert: Es folgt die Katerstimmung, und für den nächsten Rausch muss etwas Neues her. Ob das ein weiterer Drink oder ein neuer Partner ist – das überlassen wir ganz Ihrer Interpretation! Letzterer könnte auch verhindern, dass wir mit zunehmender Beziehungslänge nachlässig werden und zum Beispiel bei offener Toilettentür Pipi machen ...

Bleiben wir beim Pinkeln: Wenn wir den Alkohol abbauen, scheiden die Nieren, um die ganzen Giftstoffe aus dem Körper zu schwemmen, Salze und Wasser aus. Zudem wird durch den Alkohol das Hormon ADH gehemmt, das im weitesten Sinne dafür zuständig ist, Wasser, das sonst im Urin landen würde, wieder zurück ins Blut zu holen. Ist es gehemmt, funktioniert dieser Kreislauf nicht mehr. Das bedeutet, Alkohol wirkt harntreibend, und wir rennen noch häufiger als sonst auf die Toilette!

13

PIPI-UTENSILIEN FÜR FRAUEN

Der zunehmende Neid der Frauen auf Männer, die es ja so einfach haben, was das Pipi-Machen unterwegs angeht, hat findige Geschäftemacher längst dazu inspiriert, auch für die Dame von Welt eine Möglichkeit zu schaffen, im Stehen zu pinkeln. Der Blick ins Internet fördert dabei ganz unterschiedliche Möglichkeiten zutage.

Und damit ist nicht das »offizielle« Stehurinal für Frauen gemeint, das kürzlich in Frankfurt am Main in einer öffentlichen Toilette getestet wurde. Dieses unterscheidet sich von einer herkömmlichen Toilette (über der Frauen, wollen sie sich aus hygienischen Gründen nicht auf ein öffentliches Klo setzen, ebenfalls in einer Art »Skifahrerhaltung« hocken müssen) nämlich eigentlich nur darin, dass es meistens wasserlos funktioniert und im besten Fall noch etwas höher gebaut ist.

Aber für Frauen gibt es jetzt auch noch eine Art *künstlichen Penis* und *Toiletten to go*. Jule testet für Sie zwei Varianten:

Experiment 1: Auch Frauen können im Stehen pinkeln

Im Internet finde ich ein Urinal für Frauen: für sicheres Pinkeln im Stehen oder Hocken – aus flexiblem Silikon – zur mehrfachen Verwendung. Zunächst begeistert, ziehe ich das Plastikding in der frauenfreundlichen Farbe »helllila« aus der Verpackung und betrachte es eingehend: Es sieht aus wie eine Mischung aus Küchentrichter und einem etwas zu klein geratenen Vibrator – allerdings mit einer muschelförmigen Öffnung am oberen Ende. »Sie müssen sich nicht mehr die Hose bis zu den Knien hinunterziehen, nicht mehr nur hoffen, dass Sie mit trockener Hose davonkommen, nicht mehr unelegant im Dreck hocken, nicht mehr von einer Menge Ungeziefer angefallen werden. Nehmen Sie das Urinal mit zum Skifahren, auf Wanderungen, in den Schrebergarten oder mit auf Autofahrten... Kleiner Tipp: Üben Sie vorher im heimischen Badezimmer«, steht in der Beschreibung des Herstellers. Gesagt – getan. Da stehe ich nun also zu Hause vor meiner Toilettenschüssel und soll im Stehen pinkeln. Ich versuche es genauso lässig wie die Herren, ziehe den Reißverschluss meiner Jeans auf und: Scheitere direkt an meinem Höschen. Denn meine Hose kann ich zwar öffnen, ohne sie bis in die Knie herunterzulassen, aber das Urinal kann ich mir dennoch nicht zwischen die Beine schieben, ohne meinen Slip nach unten zu ziehen. Ganz so einfach ist das mit der Hose also doch nicht. Nur für Damen, die es vorziehen, ohne Unterwäsche aus dem Haus zu gehen, scheint diese Hürde keine zu sein. Also doch die Jeans ein Stück nach unten. Gut, bis in die Knie muss sie nicht. Ich laufe aber dennoch Gefahr, dass die Hose aus Versehen nach unten rutscht, zumal ich ja nun mit der einen Hand damit beschäftigt bin, das Urinal so fest an meine Genitalien zu drücken, dass es nicht anderweitig zu einem Malheur kommen kann. Nun habe ich es aber geschafft: Das Urinal sitzt! Ich stehe (in aus meiner Sicht beachtlicher Höhe) vor der Toilette und soll die Schüssel treffen. Stichwort üben: Etwas peinlich berührt, unternehme ich einen ersten Versuch, den Urin laufen zu lassen, und mit einem – wie ich finde – beachtlichen Schwung landet eine erste Ladung in der Toilettenschüssel. Immerhin: Ich habe getroffen! Und das beim ersten Mal. Ich scheine Talent zu haben! Jule, du wärst ein toller Mann!

Nachdem ich meine gesamte Notdurft verrichtet habe, komme ich zu einem Problem, mit dem sich Männer täglich konfrontiert sehen müssen: Es tropft. Nun bin ich also mit der einen Hand immer noch damit beschäftigt, das Urinal festzuhalten, muss mich nun bücken, um mit der anderen die Klopapierrolle zu erreichen, die ja tiefer an der Wand angebracht ist. Dann muss ich mit einem Ruck ein Stück Papier abreißen – mit dem Erfolg, dass sich die Rolle durch den Schwung weiterdreht und sich die halbe Rolle vor mir abwickelt. Nun denn, immerhin schaffe ich es, das Urinal abzutupfen – und im Anschluss auch mich selbst. Aber wohin nun mit dem Plastikding? In meinem heimischen Badezimmer habe ich glücklicherweise ein Waschbecken in Reichweite, in das ich das lila Plastikgerät kurz werfen kann, um mir wieder die Hose zu verschließen. Und jetzt? Leicht angewidert, fasse ich das Urinal mit spitzen Fingern an und spüle es mit Wasser ab. Oder wie soll es gereinigt werden? Stirnrunzelnd sehe ich es schon im Geschirrspüler landen, neben meinen Suppentellern und Kaffeebechern. Bitte nicht! Erneut fällt mein Blick auf die Herstellerbeschreibung: Skiurlaub, Autofahrt? Im Skiurlaub auf der Piste? Skihose auf – und dann mit voller Wucht in den Schnee pinkeln? Und dann im Schnee auch noch schnell wieder sauber reiben? Und wo stecke ich es dann hin? Und im Auto? Wo genau soll ich da denn bitte hinpinkeln? In eine Flasche? Während der Fahrt? Oder auf dem Seitenstreifen? Unter den Blicken meines Beifahrers? Oder soll ich mich doch lässig an die Leitplanke stellen, meine Notdurft verrichten, dann kurz abschütteln und hocherhobenen Hauptes wieder ins Auto steigen? Ich glaube nein!

Experiment 2: Pipi to go

Ebenfalls im Netz finde ich ein 3er-Set, eine Art mobile Toilette. Ein Miniatur-WC mit einem angebauten Auffangbeutel, für den Notfall unterwegs, zum Beispiel im Auto. »Just do it... and flash!« steht auf der Pappschachtel, außerdem »1500 Milliliter – in vielen Situationen«. Ich frage mich kurz, wer so viel Flüssigkeit im Notfall pinkeln soll, schließlich liegt die durchschnittliche Menge Urin beim Toilettengang eher bei rund 150 Millilitern. Und dass sich zum Beispiel in einem Reisebus alle Insassen in dasselbe Not-WC entleeren, halte ich auch eher für schwierig. Aber das nur am Rande. Nun sitze ich in meinem Auto und will den Selbstversuch wagen. Auf die Autobahn wage ich mich noch nicht. Noch stehe ich an der Ampel und frage mich, wie ich es überhaupt ungesehen schaffen soll, in meinem Auto in ein Not-WC zu pinkeln. Ich stelle mir vor, wie ich stundenlang in einem Stau stehe und irgendwann nicht mehr darum herumkomme, das Ding zu benutzen. Ein vorsichtiger Seitenblick zum Nachbarauto wirft eine neue Frage auf: Kann der Fahrer aus seinem Auto heraus bis in meinen Schritt gucken? Ein Lkw-Fahrer, der ja deutlich höher sitzt, kann es in jedem Fall. Heißt: Ohne Verhüllung im Auto Pipi zu machen geht schon mal nicht! Ich nehme vorsorglich schon mal die Jacke vom Beifahrersitz und lege sie mir über den Schoß. An der Ampel hält neben mir ein Audi – ein junger Typ schaut zu mir herüber und lacht freundlich. *Wenn du wüsstest*, denke ich und lächle zurück. *Ich pinkle gleich in meinem Auto, flirtest du dann immer noch mit mir*? Ich beschließe, in einer Seitenstraße zu halten und den Test zu machen. Voller Scham blicke ich mich um, ob jemand aus den benachbarten Häusern in mein Auto gucken kann. Könnte er, aber wer macht das schon? Während ich unter meiner Jacke versuche, mir die Hose zu öffnen, biegt ein weiterer Wagen in die Straße ein. Ein Mädchen wirft im Vorbeifahren einen Blick in mein Auto. *Was fummelst du dir da im Schritt rum?*, springt ihr Blick mich an. Oh Gott, ist das peinlich, bestimmt hält sie mich für pervers! Wie soll das nun also gehen mit dem Pipi-Machen im Auto? Schon wieder behindern mich sowohl meine Hose als auch mein Slip. Genervt ziehe ich mir, versteckt unter meiner Jacke, die Hose herunter und den Slip zur Seite. Nun versuche ich krampfhaft, mir das Mini-WC zwischen die Beine zu schieben. Problem: Ich schaffe zwar, es dort zu platzieren, aber ich sitze ja auf dem Ding und knicke somit die darunter angebrachte Tüte ab. Wie soll der Urin also nun da hineinlaufen? Die einzige Lösung: Ich muss mich mit einem Arm so abstützen, dass ich meinen ganzen Körper ein Stück nach oben hieven kann, damit genug Platz für den Abfluss bleibt. Der Peinlichkeitsgrad nimmt zu! Dazu kommt das Problem, dass man ja leicht nach hinten geneigt sitzt. Jetzt müsste ich also theoretisch mit so viel Druck Pipi machen, dass der Strahl auch tatsächlich geradeaus nach unten zielt und im Mini-WC landet. Aber ich bin zu zögerlich und lasse nur ein klein wenig Urin fließen, mit dem Erfolg, dass der nicht im WC landet, sondern mir zwischen den Beinen entlangläuft. Ich habe mir also gerade ganz offiziell in die Hose gepieselt beziehungsweise auf meinen Autositz. Das ist so entwürdigend! Und hochpeinlich! Aber ist ja alles im Dienste der Wissenschaft, denke ich und lache hysterisch. Experiment *Notfall-Pinkeln im Auto* gescheitert. Schnell ziehe ich mir die Hose wieder hoch, werfe das Notfall-WC wütend in den Fußraum und fahre auf schnellstem Weg nach Hause. Ich muss duschen! Und mein Auto? Das geht in die professionelle Innenreinigung!

Fazit: Ich ziehe es im Notfall vor, die Reizung meiner Blase noch etwas mehr auszureizen und auf die nächste Raststätte zu warten! Komme, was wolle!

14
NUTZLOSES WISSEN (TEIL 2)

Ein echter Knüller oder alter Falter?
Die Dreifaltigkeit des Toilettenpapiers

Besonders Frauen betrifft diese Frage nach dem Pipi-Machen: Welcher Klopapiertyp sind Sie? Falter, Knüller oder doch Wickler? Rund sechs Prozent ziehen es vor, ihr Toilettenpapier vor dem Gebrauch ballartig zu knüllen. Zwei Prozent wickeln es sich wie einen Handschuh sogar ganz um die Hand. Die restlichen 92 Prozent sind klassische Falter. Wobei hier die Anzahl der einzelnen gefalteten Blätter nicht bekannt ist. Der Gesamtverbrauch wurde hingegen sehr genau festgestellt. Er beläuft sich pro Person auf über einen Kilometer Toilettenpapier pro Jahr. Das wären rund 20 Blatt am Tag. Wobei diese Zahlen genauer zu betrachten sind: Mitteleuropäer sind hier in ihrem Verhalten nämlich völlig anders geprägt als Asiaten oder Amerikaner. In den Vereinigten Staaten etwa knüllen die meisten Menschen ihr Papier. Und wer schon einmal in den USA war und dort eine Toilette besucht hat, wundert sich auch nicht weiter darüber. Ist dort das Papier doch so oblatendünn und strukturlos, dass jede noch so kreative Falttechnik keinen Sinn macht. Das erklärt wohl auch die Tatsache, dass das Pentagon pro Tag 600 Rollen Klopapier benötigt.

Die ersten Klopapiernutzer überhaupt waren übrigens die Chinesen, die sich bereits im 14. Jahrhundert mit gut einem halben Quadratmeter großen Lappen den Hintern reinigten. Ob sie falteten, knüllten oder wickelten, ist jedoch nicht überliefert...

15
SKURRILE FRAGEN ZUM TOILETTEN-GANG

Antworten auf Fragen, von denen Sie nicht einmal wussten, dass Sie sie stellen wollten – die aber dennoch einen Erkenntnisgewinn versprechen.

Warum nerven Moskitos nachts am Klo? Im Urlaub auf der Hoteltoilette

Wenn Gott sich noch mal fünf Minuten Zeit nehmen würde, um über das Drehbuch zum Sündenfall im Paradies nachzudenken, er würde mit Sicherheit die Schlange von jeglicher Schuld freisprechen und sich stattdessen die Moskitos vorknöpfen. Er würde entschuldigend die Arme in die Höhe recken und laut ausrufen: »Sorry, ihr Schlangen, es war nicht so gemeint, ihr seid ja eigentlich doch ganz okay. Ich hab da bei der Schöpfung viel größeren Mist gebaut und diese nervigen Moskitos kreiert. Und überhaupt: Ich werd Eva von 'nem Moskito stechen lassen, die dann vor lauter Jucken völlig hysterisch Adam den Apfel an den Kopf schmeißt. Klingt auch glaubwürdiger als dieses Schlangending!«

Recht hätte er. Schlangen vertilgen Schädlinge, tun einem im Regelfall nichts, solange man nicht versehentlich auf sie tritt, und haben auch sonst kein gesteigertes Interesse daran, uns Menschen zu nerven. Manch einer hält sich sogar ein kriechendes Exemplar zu Hause im Terrarium. Das ist bei Moskitos schon was anderes. Oder hat man schon mal einen Moskitoliebhaber gesehen, der sich die kleinen Quälgeister zu

Hause züchtet, weil sie so putzig sind? *Die sind ja sooo süß mit ihrem blutsaugenden Rüssel und ihrem nervenden Ton, wenn sie uns nachts um die Ohren schwirren.* Nein, sie sind weder süß noch nützlich! Sie sind abgrundtief schlecht und böse! Moskitos sind der ausgestreckte Mittelfinger der Evolution, der Ground Zero der Insekten... Wo sie sind, herrscht keine Lebensfreude mehr, dafür erhöhtes Jucken und Kratzen im Akkord. Selbst im Urlaub, beim nächtlichen Pipi-Machen, fiept uns dieser eklige Ton um die Ohren. Selbst wenn man sich zuvor daumendick mit *Anti-Brumm* oder *Autan* eingerieben hat, diese Biester scheinen immun gegen alles zu sein. Und was sich durch noch so engmaschig gewobene Moskitonetze presst, macht auch vor dem Klo nicht halt, um den Menschen zu stechen und damit in den Wahnsinn zu treiben: der einzige Lebensinhalt eines Moskitos! Denn wozu sind diese Tiere sonst auf der Welt? Mir will da bei bestem Willen kein Grund einfallen. Moskitohonig wäre mir neu, und als familienfreundliche Haustiere eignen sie sich, wie bereits erwähnt, auch nicht. Bestäuben sie wenigstens irgendeine Blüte? Nee, nix! Im Gegenteil, im schlechtesten Fall übertragen sie noch Krankheiten wie Malaria oder die Schlafkrankheit. Da lobe ich mir doch eine solide Toilettenschmeißfliege mit Augen groß wie Bowlingkugeln in den schimmernden Farben eines LSD-Trips. Ist mir alles lieber als diese fliegenden Ungeheuer. Sie sind wie in den Rillen einer Schuhsohle klebende Hundekacke: Meist nicht lebensbedrohlich, aber sie nerven auf Schritt und Tritt. Also, legen Sie sich Zeitung und Fliegenklatsche griffbereit neben die Toilette, und reaktivieren Sie Ihren über Generationen verloren gegangenen Jagdtrieb. Machen Sie den Moskitos den Garaus, und zeigen Sie ihnen, wer der Herr im Hause ist! Wenn nach zehn Tagen im Toilettenraum nicht mindestens ein halbes Dutzend kleiner Blutflecken an den

Wänden wie Geweihe als Jagdtrophäen prangen, haben Sie etwas verkehrt gemacht oder befinden sich zum Glück in einer moskitofreien Zone. Für die WWF-Sympathisanten unter Ihnen: Es gibt mittlerweile auch Fliegenklatschen mit einem 50-Centstück-großen Loch in der Mitte, die den Moskitos im wahrsten Sinne des Wortes immerhin eine kleine Chance offen lassen. Aber mal ehrlich, wer will das schon?

Wie pinkelt man im luftleeren Raum? Houston, wir haben ein Problem

Auf der Erde hilft die Schwerkraft beim Toilettengang, da dadurch der Urin in die Kloschüssel fällt und mittels eines Wasserstroms weggespült werden kann. Nur gibt es im Weltall weder Gravitation noch Wasser. Das Ergebnis des gewohnten Wasserlassens wären schwebende Tröpfchen im luftleeren Raum. Damit Captain Kirk und seine Mannen nicht ständig mit diesen gelben Tröpfchen kollidieren, sind Weltraumtoiletten mit einer Art Staubsauger ausgerüstet. Das Problem beim Pinkeln in der Schwerelosigkeit ist eben... die Schwerelosigkeit. Beim großen Geschäft ist dies nicht anders. Die Toilette hat ein ziemlich kleines Loch, das man erst einmal treffen muss. Zur Perfektionierung dieses Akts führt die NASA vor jedem Flug eigens einen Toilettenkurs für ihre Astronauten durch, damit sich die Herrschaften an die ungewohnte Handhabung gewöhnen können. Auch der plötzlich einsetzende Unterdruck ist gewöhnungsbedürftig. Bei Betätigung der Toilettenspülung strömt Luft ein und reißt dann die Exkremente mit sich. Das Ganze wird dann in einen Hohlraum gepumpt, wo die Feuchtigkeit herausgefiltert wird. Die Feststoffe werden im Hohlraum gepresst und bis zur späteren Entsorgung auf der Erde gelagert. Zusätzlich gibt es noch einen Tank, der den Urin aufnimmt. Dieser wird üblicherweise über einen separaten Schlauch abgegeben und ebenfalls bis zur Entsorgung gelagert.

Früher waren übrigens keine besonderen Urin-Crash-Kurse für die Astronauten nötig. Man verrichtete sein Geschäft in sogenannten Apollo-Bags. Kleine Plastiktütchen, wie wenn man mit Bello eine Runde im Park spazieren geht. Die Russen sollen die deutlich besseren Toilettenfilter gebaut haben, sodass die Amerikaner stets über die saubere Luft an Bord verblüfft waren. Zu Zeiten von Juri Gagarin, dem ersten Mann im Weltall, wurden gar noch Windeln benutzt.

Dass es aber auch heute Probleme geben kann, zeigt zum Beispiel ein Vorfall auf der Internationalen Raumstation ISS. Denn dort war jüngst das einzige verfügbare Klo zwischen Mond und Mars kaputt. Houston, wir haben ein Problem! Mehrere Tage später dann die Erlösung: Ein Russe ging als erster Klempner im Weltall in die Geschichte ein. Mehr als zwei Stunden arbeitete Oleg Kononenko, um eine neue Pumpe einzubauen. Nach drei Tests stand fest: Die Toilette funktionierte wieder.

Wir lernen: Besser immer eine Rohrzange mit im Gepäck haben und sicherheitshalber einen Toilettenkurs bei der NASA buchen... Man weiß ja nie, wofür das gut sein kann!

Wie entleert man sich korrekt im Wald?

Zieh an die Wanderschuh, und nimm den Rucksack auf... Aber auch nur, wenn vorher eine zünftige Brotzeit hineingepackt wurde. Speck, Zahnschmelz brechende Hartwurst und Brot, am besten am Stück und bloß nicht in vorgeschnittenen Scheiben! Immer das Taschenmesser im Anschlag, damit man das Brot auf irgendeiner vogelkotverschissenen Bank im Berchtesgadener Land in dicke Scheiben zerteilen kann. Das nennt man zünftig! Allerdings könnte man sich hier mal die Frage stellen, warum es eigentlich immer so zünftig wie in einem Luis-Trenker-Film zugehen muss? Man könnte ohne Weiteres auch ein Gläschen Kaviar aus dem Fettleder-Rucksack zaubern oder sich ein Gläschen 87er Château Lafite hinter die Wandererbinde kippen. Das würde nicht den Wandergenuss, aber die Hüften schmälern! Aber nein, bei der Wanderbrotzeit sind wir Deutschen ein Volk. Von Sylt bis zum Watzmann, von der Eifel bis zur Sächsischen Schweiz, es muss zünftig sein. Zwar trägt man eine Hightech-Wanderausrüstung, als würde man eine 14-tägige Polarexpedition anführen, aber bei der Brotzeit muss es schön urig bleiben. Am besten so urig, dass man seine Milch direkt aus der Euterzitze einer am Waldesrand grasenden Kuh nuckelt. Die Laktose-Intoleranten löschen ihren Durst hingegen im nächsten kühlen Bachlauf. Da ist plötzlich keine Rede mehr von Bleirückständen im Grundwasser oder von Keimen. Der Wanderer wird zum Überlebenskünstler, zum Freizeit-Reinhold-Messner... Aber nur so lange, bis ihn die überraschende Erkenntnis ereilt: Was reingeht, muss auch wieder raus! Was nun, tollkühne(r) Wandersmann und -frau? Was beim Urin noch mehr oder weniger unkompliziert ist, wird bei größeren Geschäften zur echten Herausforderung. Meist ist keine Toilette in der Nähe, sodass nur der Schiss in den Wald bleibt. Doch nach all den Jahrhunderten der Evolution ist uns das richtige Kacken in freier Wildbahn fremd geworden. Beim Hocken haben wir die Grazie eines betrunkenen russischen Tanzbären, da unsere Beinmuskulatur mangels Bewegung mittlerweile so stark atrophiert ist, dass wir nur schwer die ideale Position einnehmen und halten können. Immerhin spätestens seit Giulia Enders »Darm mit Charme« wissen wir, dass die Hocksitzhaltung beim Toilettengang die mit Abstand gesündeste ist und Hämorrhoiden, Verstopfung und anderen Darmkrankheiten vorbeugen kann. Aber das nur am Rande. Und auch die richtige Entsorgung muss hier einmal angesprochen werden: Nicht einfach hinter den nächsten Baum scheißen, Tempos drauf und tschüss! So geht das nicht!

Der richtige Vorgang wäre folgender: Man grabe sich ein kleines Loch, ideal wäre es, wenn der Boden sehr humushaltig wäre, damit die darin lebenden Bakterien den Kot leichter zersetzen können. Dann hinhocken und die Ladung loslassen. Nach dem Geschäft schüttet man Erde auf den Haufen, damit die Zersetzung besser voranschreiten kann und der nächste Hirsch nicht versehentlich in die Kacke tritt. Selbst so gut begraben, wird Ihre Zivilisations-Wurst dennoch über ein Jahr brauchen, um sich komplett verflüchtigt zu haben. Das Beste wäre natürlich, seinen eigenen Mist wie beim Gassigehen mit Bello direkt in einer Tüte zu sammeln und im nächsten Klo zu entsorgen. Aber leider werden nur die wenigsten mit einer kackegefüllten Tüte im Rucksack ihren Weg fortsetzen wollen. Nichtsdestotrotz kann so ein Erlebnis in der Wildnis eine tolle Erfahrung sein. Zumindest werden Sie beim nächsten Toilettengang Ihr heimisches Klo sehr zu schätzen wissen.

Gibt es eigentlich ein Urin-Museum?

Ein Museum komplett für den Arsch

Natürlich! Zumindest im weitesten Sinne des Wortes. Denn es gibt für jeden Scheiß ein passendes Museum. Sozusagen ein Muss für jeden! Am 3. April 2011 öffnete um 11:11 Uhr das »Harlekin's Klooseum – Museum of Modern Arsch« seine Tore im Wiesbadener Stadtteil Erbenheim. Damit realisierte der Wiesbadener Sammler Michael Berger ein Konzept, das sich ausschließlich um das Unaussprechliche dreht und in dieser Form bislang einzigartig auf der Welt ist. Gleich am Eingang lauert, in 64 Sprachen übersetzt, das berühmte Zitat »Leck mich am A...« auf den Besucher. In allen Farben und Formen sind Klobürsten zu sehen, Thema: »Wir bürsten wie die Fürsten!« Und es reift die Erkenntnis: Die Klorolle ist die wichtigste Rolle im Leben. In der Öko-Ecke gibt es all das zu sehen, was die Verdauung und die Darmwinde fördert, dazu gesammelte Sponti-Weisheiten: »Esst mehr Scheiße – Millionen Fliegen können nicht irren!« Im Mittelpunkt dieser Ausstellung stehen die Kulturgeschichte des stillen Örtchens und eine Reise durch den menschlichen Körper – beginnend am Hinterausgang. Im Darm – in der Realität so lang wie ein Feuerwehrauto – geht es los, das heißt, allein acht Meter im menschlichen Körper sind für die Nahrungsverdauung reserviert. Das Logo der Ausstellung ist ebenfalls dicht am Thema: Die Weltkugel in Gesäßform.

Was tun bei Langeweile beim Geschäft?

Klospiele! Let the games begin

Es gibt ja viele Damen und Herren, die sich diese Frage stellen. Einige lesen Zeitung, andere beschäftigen sich mit ihrem Handy, und wiederum andere lesen einen 400-Seiten-Roman. Aber es geht auch anders. Innovativer. Angler sind zum Beispiel bekannt für ihre Ausdauer und ihr Sitzfleisch. Haben sie sich erst einmal niedergelassen, werfen sie ihre Haken aus und stehen so schnell nicht wieder auf. Und diesem Hobby kann nun jeder nachgehen. Und zwar zu Hause auf dem Klo! Ein Spieleherausteller hat ein Spiel mit dem Namen Potty Fisher (übersetzt: Klofischer) für die Toilette konstruiert. Der amüsante Zeitvertreib fürs WC entspannt aber nicht nur ambitionierte Petrijünger. Das Spiel ist ein Segen für jeden längeren Aufenthalt im Bad. Vielleicht ein wenig verrückt, aber allemal besser, als Löcher in die Luft zu starren oder Fliesen zu zählen. Zum Set gehören eine blaue Matte (für die perfekte Fischteich-Illusion), ein faltbares Fischbecken, eine Angelrute, vier Fische mit Magnetfischmund und sogar ein »Bitte nicht stören«-Schild für die Klotür. Das Spiel ist im Nu aufgebaut und immer wieder spielbar. Bereits gefangene Fische werden einfach zurück ins Becken geworfen und können so erneut gefangen werden. So lässt sich die eigene Technik kontinuierlich verbessern. Falls es doch auf Dauer zu langweilig wird, gibt es auch ein Basketball- und ein Golfset für die Toilette.

16

KANN UND SOLLTE MAN URIN TRINKEN?

Wahres und Unwahres über Eigenurin

Ja, Sie haben richtig gehört: Es gibt tatsächlich Menschen, die meinen, es wäre eine wahnsinnig gute Idee, den eigenen Urin zu trinken. Und nicht nur das: Man soll sich damit einreiben, gurgeln, die Haare pflegen, ihn inhalieren, darin ein Vollbad nehmen oder eben trinken – wobei die letztere Variante sicher die ist, die scheinbar am ekelhaftesten ist. Denn mal mit gesundem Menschenverstand darüber nachgedacht, gehört der Urin doch zu den Abfallstoffen unseres Körpers, und sich diese wieder zuzuführen kann doch eigentlich gar keine gute Idee sein, oder doch?

Wenn man sich im Internet und über die gängige »Fachliteratur« informiert, wird die Heilung diverser Krankheiten versprochen. Ob es Allergien sind, Multiple Sklerose, Krebs oder Aids: Urin soll heilend wirken. Schließlich stärke er das Immunsystem, und das sei durch traditionelles Wissen und jahrhundertelange Erfahrung belegt. Das sagen zumindest etliche Heilpraktiker – und die ehemalige Moderatorin des *Aktuellen Sportstudios*, Carmen Thomas, die mit ihrem Bestseller *Ein ganz besonderer Saft – Urin* einiges an Berühmtheit erlangte.

Da wird einem ja schon beim Titel schlecht... Aber genau das sei eben das Problem, sagt Frau Thomas, der Ekel vor dem Urin – würden wir ihn doch nur loswerden und unsere Notdurft mit Respekt betrachten, ach, dann wäre alles anders.

Schaun wir mal. Interessant jedenfalls die »Urinarzneyen« von Johann Heinrich Zedler, aus einem Lexikon von 1747, das Frau Thomas in ihrem Buch zitiert. Dort werden die heilenden Eigenschaften von Menschenurin beschrieben: Gegen dunkle Haut im Gesicht eine Mischung aus frischem Knabenurin und Salmiak, beginnenden Star behandelt man mit einer Salbe aus warmem Knabenurin und Lorbeerpulver, Verletzungen im Auge heilt man mit Honig, den man in schwach siedendem Knabenurin löst, bei Würmern in den Ohren hingegen soll der Harn alter Menschen helfen. Und überragend: Gegen Seitenstechen hilft Urinsalz vom Ziegenbock. Man halte dem Tier morgens die Nase zu, bis es vor Angst Wasser lässt, den Urin sammele man ein und lasse ihn faulen, im Anschluss würde er destilliert ... Mal abgesehen vom Aufwand und der mangelnden Verfügung eines Bocks im Garten, kann einem das arme Vieh leidtun! Zudem kommen doch noch andere Fragen auf: Wie haben die Ärzte praktiziert? Haben sie die Sprechstundenhilfe losgeschickt mit dem Auftrag: »Bring mir doch mal schnell einen alten Mann, ich brauche seinen ollen Urin – und dazu noch ein Kleinkind, einen Jungen, das Pipi muss männlich sein und noch warm!«? Und was hat es überhaupt mit dem Knabenurin auf sich? Warum ist der Urin eines Jungen besser als der eines Mädchens? Gibt es da tatsächlich Unterschiede? Wohl noch nichts von Gendergerechtigkeit gehört! Und ist eigentlich nur der eigene Urin gesund, oder kann ich auch das Pipi meines Nachbarn trinken? Fragen über Fragen!

Was ist also dran an der Theorie über die Heilsamkeit des Harns? In Lehrbüchern der Naturheilkunde finden sich kaum Beiträge darüber, dass das Trinken von Urin gesundheitsfördernd sein soll. Wirft man einen Blick auf europäische Traditionen, von der Antike bis zur Klostermedizin, gibt es nur am Rande mal einen Hinweis auf die Wirkung von Eigenharn. Immer wieder wird behauptet, die Eigenurin-Therapie komme aus Indien und aus der ayurvedischen Medizin. Zunächst stößt man dort aber nur auf eine Urintherapie mit dem Pipi von Kühen – den heiligen Tieren der Inder. Es gibt in Indien aber offenbar tatsächlich einen »Leitfaden der Urintherapie für vollkommene Gesundheit« von einem Gelehrten namens Raodschi-bhai Manibhai Patel, der den Harn zur Heilung von etlichen Krankheiten empfiehlt. »*Der Urin-Praktiker soll keine salzigen und scharfen Speisen zu sich nehmen, maßvoll essen, viel arbeiten, seine Sinne unter Kontrolle halten und auf dem Boden schlafen. Er soll frühmorgens aufstehen und gegen Osten gerichtet urinieren. Die ersten und letzten Tropfen soll er weglassen, den Rest in einem Behälter sammeln und trinken. So genossen, ist ›Schiwambu‹ (das Wasser Schiwas) wie Nektar, es vertreibt Krankheit und Alter*«, schreibt er in seinem Werk.

Aber ist es nun wirklich sinnvoll, den eigenen ... äh, Nektar zu konsumieren? Deutsche Ärzte sind skeptisch und verweisen darauf, dass der Körper mit dem Harn Produkte ausscheidet, die er nicht mehr braucht. Daher sei das Trinken von Urin einfach nicht sinnvoll.

17

JULES SELBST-VERSUCH: URIN TRINKEN

Da uns kein Opfer für dieses Buch zu groß ist, stelle ich mich also dem Selbstversuch. Ich werde heute meinen Urin trinken. Meinen. Urin. Trinken. Das muss ich mir erst mal auf der Zunge zergehen lassen. Das, was für diese Carmen Thomas ganz normal erscheint, finde ich ziemlich ekelig. Von diesem Ekel müsse man sich einfach nur frei machen, schreibt Carmen Thomas. Vielleicht hat sie während ihrer Zeit als *Sportschau*-Moderatorin aber auch einfach zu viele Bälle an den Kopf bekommen. Man weiß es nicht – aber ich will mich dem Neuen ja nicht komplett verschließen und stelle mich jetzt meiner Angst.

Los geht es natürlich damit, das Pipi zu sammeln. Fast scheitere ich schon an der Empfehlung des indischen Gelehrten, gen Osten zu urinieren. Wie soll ich meinen Urinstrahl in diese Richtung ausrichten? Am Klo angekommen, bemühe ich erst einmal den eingebauten Kompass in meinem Mobiltelefon. Dummerweise liegt Osten, wenn ich direkt vor meiner Toilette stehe, etwa auf 13 Uhr. Ich müsste mich also falschherum aufs Klo setzen und gleichzeitig noch in der Lage sein, dabei in ein Gefäß zu treffen – oder die Toilette rausreißen und andersrum wieder in mein Badezimmer einbauen. Letzteres scheidet aus! Die zweite Frage: Wo hinein soll ich denn nun urinieren? Ich entscheide mich für einen Pappbecher, da ich die Vorstellung mehr als unschön finde, aus dem Glas, in das ich gerade gepinkelt habe, später noch mal zu trinken oder es Gästen anzubieten – trotz Geschirrspüler und Co. Das Falschrum-auf-dem-Klo-Sitzen scheitert zunächst daran, die runtergezogene Hose irgendwie aus der Schusslinie zu bringen – aber wenn man sich untenrum nackt auf den Pott setzt, klappt es. Das Weglassen des ersten Tropfens funktioniert einwandfrei – auch das Treffen des Pappbechers. Allerdings vergesse ich die Sache mit dem letzten Tropfen, der sich nun ebenfalls in meinem Pappbecher befindet. Ist mein Urin nun irgendwie kontaminiert? Skeptisch betrachte ich mein Pipi im Becher, das zwar wenig, dafür aber lauwarm und ziemlich gelb ist – etwa so wie Apfelsaft. Ich habe heute offenbar viel zu wenig getrunken. Ob sich das negativ auf meine Urintherapie auswirkt? Auch der Geruchstest lädt nicht gerade zum Trinken ein. Der Urin riecht eben wie … Urin. Der Geruch erinnert mich ein wenig an Bahnhofstoiletten, U-Bahn-Schächte und andere Orte, an denen Menschen ihr kleines Geschäft verrichtet haben, und mir wird auf der Stelle schlecht. Aber was soll's?! Ich habe hier schließlich eine Mission zu erfüllen! Also nehme ich allen Mut zusammen und einen kleinen Schluck aus dem Becher. Erste Eindrücke: Lauwarm, leicht bitter, und ich ziehe innerlich bereits jetzt alle Hüte vor den Personen, die sich diesen »Self-Made-Cocktail« jeden Morgen verabreichen. Die Vorstellung, auch noch den Rest in mich hineinzukippen, löst bei mir einen derart starken Brechreiz aus, dass ich meinen Becher unverzüglich in die Toilette entleere. Sorry, Carmen!

18
PLACES TO PEE BEFORE YOU DIE
(12–22)

12. University of Bristol

Stuhlgang für die Wissenschaft

Typ 1		Einzelne, feste Kügelchen (schwer auszuscheiden)
Typ 2		Wurstartig, klumpig
Typ 3		Wurstartig mit rissiger Oberfläche
Typ 4		Wurstartig mit glatter Oberfläche
Typ 5		Einzelne weiche, glattrandige Klümpchen, leicht auszuscheiden
Typ 6		Einzelne weiche Klümpchen mit unregelmäßigem Rand
Typ 7		Flüssig, ohne feste Bestandteile

Deutsche Version. Original von Kyle Thompson.

Bristol an sich ist sicherlich schon eine Reise wert. Aber man sollte unbedingt die dortige Universität aufsuchen, um sich hier einmal entleert zu haben. Man macht dies nämlich auf geradezu heiligem Grund und Boden. Und um nach einem gelungenen Geschäft auf der Toilette mal seinen eigenen Gesundheitszustand einzuschätzen, könnte die hier erfundene Bristol-Stuhlformen-Skala hilfreich sein. Sie dient der Übersicht über Form und Beschaffenheit des menschlichen Stuhls. Ideal geeignet zur Überprüfung und Zuordnung für Hypochonder und Hobbyärzte. Die Bristol-Stuhlformen-Skala wurde von der University of Bristol entwickelt, um die Dauer einer Darmpassage beurteilen zu können. Dies wiederum kann im Anschluss auf eine Reihe von Erkrankungen hinweisen. Die Tabelle wurde erstmals im Jahr 1997 im *Scandinavian Journal of Gastroenterology* veröffentlicht. Ihr zufolge werden sieben Stuhltypen unterschieden, wobei die Passagezeit von Typ 1 (bis zu 100 Stunden) bis zu Typ 7 (etwa 10 Stunden) abnimmt. Die Typen 1 und 2 weisen auf eine Verstopfung hin, die Typen 5 bis 7 auf Durchfall. Die Typen 3 und 4 gelten als »Idealstuhl«, der leicht auszuscheiden ist und auf keine Erkrankungen hinweist. So erleuchtet und im wahrsten Sinne des Wortes »erleichtert«, kackt es sich doch gleich viel entspannter.

13. Das rhythmische Urinal von Tokio

Immer im Takt bleiben

Das Restaurant Ten & Chi in Tokio hält für seine männlichen Besucher eine echte sportliche Herausforderung parat, die Rhythmus- und Taktgefühl des Benutzers voraussetzt. Das Urinal auf dem Herren-WC ist nämlich nicht nur einem geöffneten, lächelnden Frauenmund nachempfunden, sondern beginnt auch noch, von einer Seite zur anderen zu schwingen, sobald eine Melodie ertönt, wenn man vor das Urinal tritt. Um nicht als Danebenspritzer dazustehen, muss Mann also zwangsläufig mit im Takt wippen, um der Putzfrau unnötige Arbeit zu ersparen. Auch die restlichen Toiletten sind mit besonderen Raffinessen ausgestattet: So schaut dem Benutzer bei einem anderen Urinal ein Riese von oben herab in den Schritt und beginnt mit ihm zu sprechen. Der Riese bestätigt entweder, dass man da wirklich ein nettes Exemplar in Händen hält, oder gibt den Ratschlag, doch etwas näher an das Urinal heranzutreten, weil »er« doch arg kurz geraten ist.

Auch die Damen kommen beim Besuch der Toilettenanlagen des Ten & Chi nicht zu kurz. Haben sie erst einmal Platz genommen, sehen sie sich einem ebenso kunstvoll verzierten wie monströsen Kopf gegenüber, der sie stumm anstarrt. Kaum bequem gemacht, beginnt das Schauspiel, und der riesige Kopf setzt sich unter wahnsinnigen Klängen in Bewegung. Er schiebt sich so nah an einen heran, dass man Angst haben könnte, von dem Schädel zerquetscht zu werden. Jedoch stoppt er im letzten Moment und küsst der Dame sanft die ihm entgegengestreckten nackten Knie. Selbst das Toilettenpapier hält noch eine Überraschung bereit: Es wird durch eine weitere Figur überreicht, die unter ächzendem Stöhnen und Donnergrollen plötzlich durch eine Schwingtür erscheint. Das Licht erlischt, es entsteht eine mysteriöse Atmosphäre, die sich erst wieder auflöst, wenn die Säuberung vollzogen und die Figur wieder samt Papierrolle verschwunden ist.

14. Der wirkliche Wilde Westen

In der Prärie

Wer es eher ursprünglich mag, sollte die Wildwest-Variante einmal austesten. Hier ist das kurze Austreten hinter den Kaktus nicht die eigentliche Herausforderung, sondern das große Geschäft. Die ersten Siedler in Amerika nutzten nämlich noch Maiskolben zur Säuberung des Pos nach dem Geschäft. Diese Art der Reinigung wirft viele Fragen auf. Wurde hier nur grob abgerieben oder vielleicht doch auch in die Tiefe gegangen, um eine gründliche Säuberung zu gewährleisten? Allein die Vorstellung, dass sich Tausende Siedler auf ihren Trecks gen Westen einen Maiskolben anal einführten, würde erklären, warum die Indianer nicht allzu erpicht darauf waren, diese Menschen mit offenen Armen zu empfangen. Beim klassischen Verzehr des Cowboy-Menüs Speck und Bohnen kann man von einem optimistischen Verdauungszyklus ausgehen, der die Siedler regelmäßig den Maiskolben zücken ließ. Vielleicht entstand hier auch der englischsprachige Ausruf »Oh, shit«, nachdem man sich wieder per Maiskolbeneinsatz abgeputzt hatte. Aua!

15. Urinflasche

Auf der Autobahn

Was für Krankenhäuser, in der Altenpflege und bei Rettungsdiensten funktioniert, sollte man sich auch für Staus oder lange Autofahrten stets bereithalten: die Urinflasche. Jeder Trucker weiß: Im Stau ist nicht gut pinkeln! Denn was tun, wenn uns die Blase zwickt und gerade keine Ausfahrt oder Raststätte in Sicht ist? Eine Pinkelpause auf dem Grünstreifen in der Mitte scheint auch dem mutigsten Wildpinkler ein klein wenig zu abenteuerlich und könnte zu Irritationen bei den anderen Fahrzeuglenkern führen. Der kluge Autofahrer sollte also vorsorgen und sich vorab im Sanitätshaus eine solide Urinflasche besorgen. In diese halb transparenten Kunststoffflaschen passt das durchschnittlich große Glied eines Mitteleuropäers, und sie fangen bis zu einen Liter Flüssigkeit auf. Für Frauen gibt es, wie schon beschrieben, anatomisch angepasste Varianten, die jedoch unbedingt zuvor in einigen Trainingseinheiten erprobt werden sollten, um hässliche Missgeschicke auf der Bepolsterung des Fahrzeugs zu vermeiden. Die Kosten der Urinflasche belaufen sich auf geradezu lächerliche 1 bis 15 Euro. Eine gute Investition, wenn es auf der A7 wieder mal pressiert und sich kein WC in der Nähe befindet. Findige Geschäftsleute haben mittlerweile den Markt für das kleine Geschäft im Stau für sich entdeckt und Flaschen in vier verschiedenen Farben mit witzigen Sprüchen darauf auf den Markt gebracht. Erhältlich sind sie über Internetplattformen oder auf Autobahnraststätten. Ein Hoch auf dieses PVC-Wunder mit verschließbarem Deckel!

16. Toilettenmehrkampf in Iowa

Olympiade für sportliche Klobesucher

An einem ganz besonderen Wettkampf kann man in Iowa teilnehmen. Hier wird am Rande einer Landwirtschaftsmesse der legendäre Toiletten-Mehrkampf ausgetragen, das sogenannte *Iowa State Outhouse Race* (Das Iowa-Klohäuschen-Rennen). Die einzelnen Disziplinen: Zuerst ein Toilettenhäuschen-Rennen, bei dem man sein selbst gebautes Klohäuschen so schnell wie möglich über eine vorgegebene Strecke schieben muss. Dann soll eine Klobrille mit dem Allerwertesten gereinigt werden, es gilt eine Toilettenrolle zu wechseln und zu guter Letzt einen Maiskolben aus einer mit Gülle befüllten Toilette zu fischen. Als Gewinn winkt dem Sieger ein goldener Klodeckel als Trophäe! Beim Toilettenrennen wird auch alljährlich eine eigene Toilettenkönigin gewählt. Unter welchen Voraussetzungen man sich hier qualifizieren kann, bleibt unter den Klodeckeln Iowas verborgen. Ist vielleicht auch besser so ...

17. Kein Klo ohne Party

Erlebniskneipe »Das Klo« in Berlin

Schon seit 1971 hat die Berliner Erlebniskneipe ihren Deckel geöffnet. Unweit des Kurfürstendamms ist diese »Party-Bedürfnisanstalt« beheimatet. Dass »Das Klo« mehr als nur eine Kneipe ist, wird einem schon beim Betreten klar. Eine Mischung aus Kuriositätenkabinett und Geisterbahn erwartet den Gast. Beim Eintreten wird er durch einen Wasserstrahl und heiße Luft, die aus dem Boden strömt, begrüßt. Hat der Besucher den Exhibitionisten neben der Eingangstür ohne Zwischenfall passiert, vernimmt er aus den Lautsprechern das hauseigene Liedgut. Gibt es in anderen Lokalitäten die Chartsongs in Endlosschleife, ertönt hier zunächst einmal die »Kotz-Würg-Speih-Orgie« eines sich Übergebenden. Dazu fahren Tische aus dem Nichts nach oben, Barhocker kippen um, und Puppen schwingen plötzlich von der Decke herab. Neben anderen Drinks wird hier auch das stärkste Bier der Welt, mit einem Alkoholgehalt von 57 Prozent, formschön im Nachttopf serviert. Bei Bestellung eines großen Biers wird dieses gerne auch in einer Urinflasche gereicht. Nicht umsonst hat ein amerikanisches Szenemagazin »Das Klo« in die Liste der 13 schrägsten Kneipen der Welt aufgenommen.

18. Der James-Bond-Wasserfall in Kalifornien

San Luis Obispo/USA

Ein Trip ins kalifornische San Luis Obispo ist nicht denkbar ohne einen Besuch des Madonna Inn. Das Hotel ist bekannt für seine Themenräume und hat 109 Zimmer. Besonders in der Weihnachtszeit ist dort alles mit Kunstschnee, überdimensionierten Figuren und funkelnden Tannenbäumen übersät. Doch am spektakulärsten im Madonna Inn sind die Toiletten. Hier werden die Besucher an Filme wie *Mission Impossible* oder *James Bond* erinnert. Denn Hightech wird hier großgeschrieben, so, als habe »Q« seine neuesten Erfindungen in die Planungen der WC-Anlage einfließen lassen. In einem der Männerpissoirs durchkreuzt Mann zum Beispiel mithilfe seines Strahls eine Lichtschranke, die einen Wasserfall aktiviert, der von der Decke herunterstürzt und als Spülung für das Pissoir fungiert.

19. Und Größe ist eben doch wichtig!

Das höchste Klo Westeuropas

Liebe Herren – so leid es uns tut: Die Größe ist manchmal eben doch entscheidend! Zumindest dann, wenn man Rekorde anstrebt. Mit 310 Metern Höhe und 87 Stockwerken ist Londons Wolkenkratzer »The Shard« (»der Splitter«) das höchste Gebäude Westeuropas. Rund 5000 Besucher steuern dieses Bauwerk täglich an. Doch der heimliche Star ist nicht die sicherlich beeindruckende Aussichtsplattform auf 244 Metern, sondern die etwa 15 Meter tiefer gelegenen Toiletten des Wolkenkratzers. Der spektakuläre Blick aus knapp 230 Metern Höhe über die Heimatstadt der Queen und Sherlock Holmes' ist atemberaubend und in jeder Hinsicht ein befreiendes Erlebnis. Das größte Einzel-WC der Welt steht hingegen in Hornberg im Schwarzwald. Es ist sage und schreibe 7,10 Meter hoch und 11 Tonnen schwer. Es ist zugleich der Eingang des Duravit Design Centers und wurde vom Designer Philippe Starck entworfen. Jeder Besucher, der sich traut, kann hier auch selbst über den Schüsselrand schauen, denn die Klobrille fungiert zugleich als Aussichtsplattform.

20. Auf dem Segelboot

Pinkeln für Mutige

Auf einem Boot pinkeln: Was soll daran spannend sein, werden Sie jetzt vielleicht fragen. Richtig, auf einem Boot Wasser zu lassen ist nichts Besonderes, vom Boot zu pinkeln hingegen schon. Dazu braucht es nämlich eine gehörige Portion Mut, denn sehr oft ist dabei schon jemand über Bord gegangen. Da wollte der Kollege nur mal kurz nach hinten – und schwupps war er weg, beim Pinkeln in die See gefallen! Kein Scherz, es kommt immer wieder vor, dass männliche Leichen mit heruntergelassener Hose oder offenem Schlitz an den Küsten gefunden werden. Das Problem: Beim Urinieren über die Reling handelt es sich eben um einen komplizierten Balanceakt. Meistens entledigt sich der Freipinkler, um an den Hosenschlitz überhaupt ranzukommen, seiner Schwimmweste – gefährlich, wenn man Gefahr läuft, über Bord zu gehen. Dann muss man natürlich auch die nötige Lockerheit mitbringen, um in dieser Situation überhaupt Wasser lassen zu können. Und hat man sich dann endlich entspannt, kommt bestimmt die erste Welle und bringt einen gehörig ins Schwanken. Es gehört also ziemlich viel Wahnsinn dazu, mit runtergelassener Hose, ohne Schwimmweste und bei Wellengang über die Reling zu schiffen. Aber nur zu, vielleicht entwickeln Sie dabei ja eine ganz neue, sichere Technik!

Sollten Sie allerdings doch über Bord gehen, wird es eng: Oft wird die kühle Wassertemperatur unterschätzt. Dazu gibt es ein einfaches Rechenbeispiel: Pro Grad Celsius über null überlebt ein Mensch etwa drei Minuten. Aber immerhin: Pipi-Machen können Sie ja noch schnell, bevor Sie das Zeitliche segnen.

21. Ohne Toilette in Nordkorea

Der Mann ohne Ausscheidungen

Der Gang auf die Toilette: Ob Pinkeln oder das große Geschäft, es gehört zu unserem Leben dazu. Also – normalerweise. Aber fahren Sie doch mal nach Nordkorea, wenn Sie nicht so ein Freund des Toilettenbesuchs sind. Denn dort muss es ein geheimes Wundermittel geben, das uns Menschen davon befreit, ein WC aufsuchen zu müssen, falls man Kim Jong-il, dem ehemaligen Machthaber und selbst ernannten Halbgott, Glauben schenkt. Nicht nur, dass er seine eigene Geburt mit einem Erdbeben, einem Jahreszeitenwechsel, einem neuen Stern am

Himmel und einem doppelten Regenbogen ankündigte, der Herrscher verfügte auch über die Fähigkeit, sein (übrigens vor dem Verzehr korngenau geprüftes) Lieblingsgrundnahrungsmittel Reis und sein Lieblingsgetränk Cognac zu verdauen, ohne jemals etwas davon ausscheiden zu müssen. Laut offiziellen nordkoreanischen Angaben besuchte Kim nie eine Toilette, denn sein Körper produzierte schlichtweg keine Ausscheidungen! Wie praktisch!

22. Ewiger Frieden
Sargtoilette auf dem Friedhof

Auf dem Friedhof an der Theresa Creek Road in Queensland, Australien hat die ansässige Handelskammer eine Toilette errichtet. Dies wäre noch keine wirkliche Meldung wert, wäre die Toilette nicht in der Form eines Sargs gestaltet worden. Das Ganze mutet ein wenig so an, als würde sogleich Graf Dracula höchstselbst aus diesem hervorsteigen und der Trauergemeinde kondulieren. Das fragwürdige Bauwerk war wohl eine Retourkutsche für den Stadtrat, der eine Errichtung einer normalen Toilette ablehnte. Also beschloss die Handelskammer, eine eigene Toilette ganz nach ihren Vorstellungen zu errichten. Das ließ der Stadtrat nicht auf sich sitzen und erwirkte nun im Gegenzug den Abriss der Sargtoilette, da diese gegen diverse Vorschriften des Sanitärwesens und Baurechts verstoße. Außerdem sei es den Toten gegenüber respektlos, dass man auf diese Art und Weise ihre ewige Ruhe störe. Also wurde die Sargtoilette entfernt und doch durch eine reguläre ersetzt. Auch hier sieht man wieder einmal, dass man Probleme manchmal einfach nur aussitzen muss.

19
DIE UROSKOPIE

**Was steckt eigentlich drin
in unserem Urin?**

»Zwei Dinge trüben sich beim Kranken,
der Urin und die Gedanken.«
(Eugen Roth)

Der Urin soll ja einiges darüber aussagen können, wie es um
unsere Gesundheit steht. Angeblich haben schon mexikani-
sche Medizinmänner den Harn ihrer Patienten in Kürbisscha-
len in die Sonne gestellt und geschaut, was dann passiert.
Nein, nicht nur an Halloween, auch sonst. Insbesondere waren sie daran interessiert, welche Insekten vom jeweiligen
Urin angezogen wurden. Denn die Tierchen sollten darüber
Auskunft geben, ob und wie krank der Patient war. Wenn sich
zum Beispiel Schmetterlinge auf die Schale setzten, bedeutete
das, dass der Mensch kerngesund war. Schlechter hingegen
sah es aus, wenn sich Käfer oder Fliegen vom Pipi angezogen
fühlten, was bedeutete, dass sich Eiweiß im Urin befand – ein
Zeichen für Krankheit. Wenn Bienen und Wespen angeflogen
kamen, fand sich Zucker darin, was ein Anzeichen von Diabetes sein konnte.

So hat die Harnschau (Uroskopie) eine lange Tradition und
reicht bis ins Mittelalter zurück. Dabei ging es auch um die
Farbe des Urins, die ebenfalls etwas über die Gesundheit des
Patienten aussagen konnte. Der Harnbeschauer verfügte damals über ein sogenanntes Uroskopierad, auf dem sämtliche
Färbungen eingezeichnet waren. Es wurden 20 Harnfarben
unterschieden. Sie reichten von Kristallklar über Kamelhaar-
weiß, Brombeerrot, Fahlgrün bis Schwarz. Was sich wie die

Aufzählung eines Sommeliers anhört, war eine hohe Kunst. Auch die Konsistenz des Harns war wichtig. Sie wurde als dünn, mittelmäßig oder dickflüssig beschrieben. Weitere Bedeutung bei der Harnschau hatten zahlreiche, im Urin sichtbare Teilchen (die Contenta) – zum Beispiel Bläschen und Fetttröpfchen sowie sandartige, blattartige, kleieartige oder linsenartige Niederschläge in den verschiedensten Farben. Die Bedeutung der Harnschau als diagnostisches Mittel entwickelte sich während des Mittelalters so weit, dass angenommen wurde, alles, was den menschlichen Körper betraf, sei im Harnglas wie in einem Spiegel zu sehen. Den Gipfel der Entwicklung bildete ein daraus resultierender Aberglaube, es entstand sogar die Uromantie (Harnwahrsagerei).

Die Uroskopie im Mittelalter ging davon aus, dass Krankheiten auf einer fehlerhaften Mischung der Körpersäfte beruhen. Dieser krankhafte Zustand würde sich dann im Harn zeigen, wobei zum Beispiel dicker roter Urin die Folge und das Anzeichen von zu großer Blutfülle sei. Die Harnschau wurde zur unfehlbaren diagnostischen Methode der Erkennung aller Krankheiten erhoben. Das ging so weit, dass sie als die wichtigste Tätigkeit des mittelalterlichen Arztes galt. Das kolbenförmige Harnglas, die Matula, wurde zum Standessymbol der Ärzteschaft.

Tatsächlich sagt der Urin vieles über uns Menschen aus: Etwa ob wir Fleischesser sind oder uns vegetarisch ernähren. Außerdem finden sich im Harn auch sämtliche Abfallstoffe – auch daran kann man erkennen, ob wir möglicherweise krank sind. Der pH-Wert des Urins kann uns zeigen, ob wir an einer Nierenkrankheit leiden oder ein Risiko für Harnsteine besteht. Nitrit im Urin sagt uns etwas über Bakterien, die auf eine Blasenentzündung hinweisen. Schaum auf dem Urin kann einen Nierenschaden bedeuten.

20
URIN ALS NOTHELFER

Das biologische Pflaster

Haben Sie sich schon mal selbst bepinkelt? Nein, das ist an dieser Stelle keine indiskrete Frage zu sexuellen Vorlieben. Aber wer schon einmal näheren Kontakt mit einer Qualle hatte, weiß, wie intensiv so eine Begegnung sein kann.

Ist man angegriffen worden, sollte man so schnell wie möglich einen ansässigen Arzt aufsuchen, der sofort Maßnahmen ergreifen und Medikamente verabreichen kann. Nur ist oftmals in fernen Urlaubsländern nicht immer ein Arzt am Strand, der mit seinem Köfferchen darauf wartet, einem Touristen helfen zu können. Also, was tun? Hier kommen wir nun zurück zur Eingangsfrage. Denn eine Sache hilft tatsächlich: Urin. Die Säuren im menschlichen Urin mildern die Schmerzen und desinfizieren gleichzeitig. Doch zu Recht stellen sich da einige Fragen:

1. Wie behandle ich Stellen am eigenen Körper, die offensichtlich schwer zu treffen sind? So kann ein Quallenkontakt am Rücken auch für Yoga-Erfahrene zur Herausforderung werden.
2. Wer kann schon entspannt pinkeln, wenn ihm gerade eine Qualle den halben Unterschenkel weggebrannt hat? Mit dem Eigenurin wird es also schwierig.
3. Selbst wenn sich im näheren Umfeld eine Person befindet, die gerade pinkeln muss: Will man das? Möchte man sich wirklich von einem wildfremden Menschen am Strand von Papua-Neuguinea anpissen lassen? Und vor allem: Will man danach fragen?

Gut, in manchen Fetischkreisen mag dies zum guten Ton gehören und nichts Besonderes sein. Doch die meisten Menschen dürften gewisse Hemmungen haben, zu einem Einheimischen zu gehen und in radebrechendem Englisch oder Zeichensprache darum zu bitten, doch mal kurz angepisst zu werden. Auch auf Deutsch klingt das gewöhnungsbedürftig. Zum Beispiel so: »Einen wunderschönen guten Tag, der Herr. Ich hätte da mal eine Frage: Würde es Ihnen etwas ausmachen, mir mal kurz auf die Wade zu pinkeln? Ist auch nix Persönliches, es geht lediglich um Erste Hilfe.« Dennoch vielleicht eine Erfahrung, die man im Leben mal gemacht haben sollte.

21
DIE VERRÜCK-TESTEN TOILETTEN-GESCHICHTEN

Fest verwachsen im Land der unbegrenzten Möglichkeiten

Ness City/Kansas/USA

Die Sache mit dem Sitzfleisch beim Pipi-Machen kann man wirklich auch übertreiben. Wenn Sie einmal in Ness City im US-Bundesstaat Kansas vorbeikommen, fragen Sie doch mal nach dem Büro von Sheriff Bryan Whipple. Dort angekommen, erkundigen Sie sich nach seinem skurrilsten Einsatz! Wahrscheinlich wird er Ihnen von dem jungen Pärchen aus Ness City berichten, bei dem die Frau zwei Jahre lang auf der Toilette ihres Freundes saß, ohne das Badezimmer zwischendurch zu verlassen. Die Muskeln der 35-Jährigen waren mangels Bewegung verkümmert, und ihre Haut hatte sich mit der Klobrille verbunden. Man konnte sie nur mit einem Brecheisen befreien und dann mitsamt der verwachsenen Klobrille ins Krankenhaus bringen, wo sie dann behandelt werden konnte. Ihr 36-jähriger Freund hatte ihr die ganze Zeit über stets brav Speisen und Getränke gebracht, offenbar ohne sich zu wundern. Immerhin kam der Mann dann schließlich nach zwei Jahren auf die glorreiche Idee, einen Notruf abzusetzen, da er nun doch vermutete, dass da vielleicht irgendwas nicht stimmen könnte. Cleverer Bursche und pfeilschnell in seiner Wahrnehmung!

Stille Nacht auf dem stillen Örtchen

Eine Weihnachtsgeschichte

Ausgerechnet am Heiligen Abend konnte sich ein junger Mann in Salzgitter nicht mehr aus einer mobilen Toilettenkabine befreien. Der Mann war sorglos in der Nacht auf den ersten Weihnachtsfeiertag auf das Miet-Klo gegangen, um seine Blase zu entleeren, und war trotz aller Bemühungen nicht mehr herausgekommen. Die Erklärung lag sozusagen auf der Hand: Es handelte sich nämlich um eine Kabine, die nur dann die Tür freigibt, wenn der Gast zuvor die Spülung betätigt hat. Eine Art Spülzwang. Eigentlich eine tolle Erfindung, die den jungen Mann zur Verzweiflung trieb. Schließlich wählte er den Notruf. Als die Feuerwehr und die Polizei eintrafen, hatte er sich jedoch bereits selbst aus dem Pissoir-Gefängnis befreien können. Er hatte in seiner Not einfach an allem gedrückt und gezogen, was er finden konnte – und sich so quasi zurück in die Freiheit gespült. Spülen wird er jetzt wohl immer!

Nächtlicher Blasendruck als Lebensretter

Schlafen auf der Toilette rettet Leben

Bei einem Brand in einem Wohnheim in Fürstenfeldbruck rückte die Feuerwehr aus und konnte alle Bewohner lebend bergen. Nur ein 47-jähriger Mann fehlte, und man musste das Schlimmste befürchten. Erst nach dem Ende der Löscharbeiten entdeckten die Feuerwehrleute und Polizisten den verschwundenen Bewohner friedlich schlafend auf der Etagentoilette des beschädigten Hauses. Er war in der Nacht aufgestanden, weil er pinkeln musste, war dort eingenickt und hatte vom Feuer auch in seinen wilden Träumen nichts mitbekommen.

22
MYTHEN –
DIE GRÖSSTEN
URIN-
VORURTEILE

Mythos 1: Haben Schwimmbäder wirklich einen Urinindikator, der das Wasser färbt, wenn man hineinpinkelt?

Was hat es auf sich mit dem Mythos, dass mancher Bademeister eine Chemikalie mit in sein Becken gibt, um Beckenpinkler zu enttarnen? Eine Art »Urinindikator«! So farbenfroh und interessant diese Vorstellung auch ist, sie bleibt ein Ammenmärchen, das wohl vor allem Kinder dazu bringen soll, ihre Blase unter Kontrolle zu halten. Zwar ist es kein Problem, eine Chemikalie zu entwickeln, die sensibel auf geringe Spuren von Urin reagiert, aber sie würde wohl ebenso auf andere Substanzen ansprechen und »falschen Alarm« auslösen. Und ob die abschreckende Wirkung wirklich so groß wäre oder ob sich einige Witzbolde einen besonderen Spaß daraus machen würden, den Farbwechsel absichtlich herbeizuführen, sei mal dahingestellt. Doch kann man trotzdem erkennen, ob ins Wasser gepieselt wurde? Ja! Denn der starke Chlorgeruch kommt tatsächlich daher, dass Harn ins Becken gelangt ist. Normalerweise ist Chlor nämlich weitgehend geruchsneutral. Es zersetzt aber den Urin, und dadurch entsteht dann der starke Geruch. Also kann man festhalten: Je mehr gepinkelt wird, desto stärker der Chlorgeruch. Auch die bekannten dicken Schwimmbadaugen kommen nicht allein von der Chemikalie, sondern wiederum von der Mischung aus Chlor und Pipi, die eine aggressive und augenreizende Verbindung ist. Laut einigen Tests liegt der Uringehalt in Schwimmbädern im bundesweiten Durchschnitt bei circa 1,1 mg pro Liter Wasser. Das sind etwa 100 Liter Urin pro Becken. In einer Stunde pinkeln im Schnitt etwa 40 Menschen ins Becken oder, anders gesagt: etwa jeder fünfte Badegast. Ein kleiner Trost für alle Schwimmbadfans: Frischer Urin ist zum Glück steril und für den Schwimmer unschädlich. Und wenn selbst die mehrmaligen Schwimm-Olympiasieger Michael Phelps und Ryan Lochte zugeben, dass sie ins Wasser pieseln, kann das der körperlichen Unversehrtheit wohl kaum einen Abbruch tun.

Mythos 2: Macht Urin die Schuhe weich?

Meistens sind Schuhoberleder aus festem, dickem Rindsleder. Es gibt somit nur wenig Spielraum, das Leder zu erweichen, weil die Oberseite des Schuhs eine hohe Festigkeit gegen Reißen und Biegen bieten muss. Dennoch sind gerade neue Schuhe oder Stiefel oft sehr eng, und dadurch kommt es zu schmerzhaften Druckstellen oder Blasen. Daher stellt sich die Frage, ob und wie das Schuhleder an den entsprechenden Stellen weicher gemacht werden oder gedehnt werden kann. Und hier kommt immer wieder ein alter Glaube ins Spiel: Egal, ob zu enge Stiefel bei der Bundeswehr, drückende Stellen am Fußballschuh oder bei den neuen Pumps, hinter vorgehaltener Hand wird der Ratschlag erteilt: »Da musst du mal reinpinkeln! Urin hilft!«

Nun, was ist dran am Mythos? Erst einmal wissenschaftlich betrachtet: Da Leder ein tierisches Produkt ist, quillt es durch Feuchtigkeit auf und wird weicher. Kennt man ja, wenn man drei Stunden in der Badewanne gelegen hat und die Hände aufgedunsen sind wie bei einer Wasserleiche. Also, man kann durchaus bei eingeweichten Schuhen das Leder besser bearbeiten. Dennoch hört man selten von Schuhmachern, die zu diesem Zweck auf die Schuhe ihrer Kunden pinkeln. Das liegt daran, dass die Befeuchtung mit Wasser den gleichen Effekt hat und der Schuster zusätzlich noch mit einem Hämmerchen das Gewebe weicher klopft.

Bei der Befeuchtung mit Urin könnte es zudem ein Problem geben: Bei dunklem Leder könnte man zwar noch problemlos seinen Blaseninhalt ins Schweinsleder einarbeiten, um es weicher zu machen. Bei hellem Leder müsste man hingegen sehr vorsichtig sein! Es könnte Flecken oder Ränder geben! Und so ein gelblicher Rand verschandelt auch den schicksten Pumps – oder haben Sie schon mal etwas vom neuesten Trend des »Urin-Schuhs« gehört?

Mythos 3: Kann die Blase wirklich platzen?

»Fahr jetzt rechts ran, oder mir platzt gleich die Blase!« Jeder kennt dieses Gefühl, das Wasser einfach nicht mehr halten zu können. Doch was hat es auf sich mit dieser Aussage? Kann eine menschliche Blase tatsächlich platzen, wenn man sie nicht leeren kann?

Die Blase kann in der Tat nur eine bestimmte Menge an Urin fassen. Wäre das maximale Fassungsvermögen erreicht und man würde richtig fest zudrücken, um das Pipi-Machen zu verhindern, würde zunächst ein Teil der »überflüssigen« Flüssigkeit zurück in die Nieren fließen. Das würde früher oder später heftige Rückenschmerzen auslösen. Und da der Klügere nachgibt, öffnet die Blase schließlich doch die Schleusen und lässt alles laufen, selbst wenn wir uns noch so dagegen sträuben. Jedoch setzt ein starker Harndrang bereits bei

350 bis 750 Millilitern Füllmenge ein, bei Frauen sogar noch früher, bei etwa 250 bis 550 Millilitern, sodass wir schon weit vor einer vermeintlichen Überlaufgefahr pinkeln müssten. Es soll aber tatsächlich Menschen geben, Ärzte bestätigten das, die bis zu anderthalb Liter Urin in der Blase sammeln können, bevor sie auf die Toilette gehen. Schädlich ist das zwanghafte Einhalten nicht, nur sinnlos, da man den Kampf sowieso irgendwann verliert. Angst vor dem Platzen braucht man jedenfalls nicht zu haben. Es sei denn, es kommt zu einem heftigen Aufprall, zum Beispiel bei einem Unfall oder Sturz. Dabei kann es durchaus passieren, dass die Blase platzt beziehungsweise korrekt gesagt reißt und sich der Urin im Bauchraum verteilt, was wiederum zu einer Bauchfellentzündung führen kann. Gefahr besteht übrigens auch beim Rückstau in die Nieren, die oben beschriebenen Rückenschmerzen sind nämlich Anzeichen einer Urosepsis – einer Vergiftung durch den eigenen Urin. Das wäre ein weitaus größeres Problem, uroseptische Patienten haben nämlich nur eine Überlebenschance von knapp 50 Prozent.

Doch all diese Szenarien sind sehr unwahrscheinlich, da sich das Organ gut geschützt im Bauchraum befindet und deshalb unter normalen Umständen kaum beschädigt werden kann.

Mythos 4: Werden Flugzeugtoiletten wirklich während des Flugs entleert?

Nein, zum Glück! Die Toiletten werden in der Regel nicht durch eine Verklappung während des Flugs entleert, sodass es keinen ekligen Nieselregen oder Hagel von oben zu befürchten gibt. Es kann jedoch ein Problem auftreten. Die in Passagierflugzeugen verwendeten Toiletten sind geschlossene Systeme, in denen die Abwässer mithilfe von chemischen Zusätzen desinfiziert und nach der Landung entsorgt werden. Dies geschieht mit geringen Mengen Fäulnis reduzierender Chemikalien (meist blau gefärbt). Bei einem technischen Defekt kann es jedoch während eines Flugs zu einem unkontrollierten Austritt kommen. Ein Teil der Flüssigkeit gelangt nach außen und gefriert aufgrund der enorm geringen Außentemperaturen sofort an der Flugzeugaußenseite. Dort bildet sich dann ein nicht nur unappetitlicher, sondern vor allen Dingen auch gefährlicher Urin-Chemie-Eisklumpen. Im Landeanflug kommt das Flugzeug natürlich wieder in wärmere Luftschichten, wodurch der Eisblock antaut und abfällt. Vor allem in der unmittelbaren Nähe von großen Flughäfen kann die Urin-Bombe große Schäden verursachen. Das Geschoss zerschlägt auf seinem Weg zum Erdboden mit einer Geschwindigkeit von bis zu 200 Stundenkilometern problemlos Dächer. Würden Personen von den mehrere Kilo schweren Urin-Bomben getroffen werden, können Sie sich ausmalen, was das für katastrophale Folgen hätte.

Mythos 5: Stimmt es, dass man Haie anlockt, wenn man ins Wasser pinkelt?

In der Tat verfügen Haie über eine außergewöhnlich feine Wahrnehmung. Sie könnten sicher auch einen Tropfen Urin in einiger Entfernung bemerken. Aber dass sie dies besonders interessieren würde, konnte bislang nicht nachgewiesen werden, sonst müssten im Wasser vor dem »Ballermann« in El

Arenal auf Mallorca täglich Schwärme von Haien auf die Jagd gehen! Überhaupt sind von den rund 500 Haiarten nur etwa 10 bis 15 für den Menschen wirklich gefährlich, und keiner von ihnen wurde bislang durch ein besonders hohes Interesse an Pipi auffällig. Gut zu wissen, jedoch wenig hilfreich, wenn man sich mit einem ausgewachsenen Haiexemplar konfrontiert sieht.

Dann gehe ich eben nicht im Meer pinkeln, sondern in einem Fluss, sagen Sie jetzt? Wir müssen Sie enttäuschen, auch das schützt Sie nicht grundsätzlich vor einem Haiangriff. Denn selbst beim Baden in einem vermeintlich sicheren Fluss kann es zu einer unliebsamen Begegnung kommen, da einige Haiarten auf der Suche nach Nahrung gezielt die Flüsse (zum Beispiel den Sambesi in Afrika oder den Ganges in Indien) hinaufschwimmen. Hat sich so ein Tierchen erst mal in die Wade verbissen, sind die Fluchtmöglichkeiten begrenzt, beißt doch ein ausgewachsener Hai recht kräftig zu. Simulationen haben ergeben, dass ein Riesenhai von 3,5 Tonnen mit circa 18 000 Newton seine Beißerchen zusammenpresst. Das sagt Ihnen wenig? Okay. Ein Löwe schafft immerhin 5600 Newton, ein Mensch mit gesundem Gebiss 800 Newton. Das genügt vielleicht noch fürs Frühstücksei, ist ansonsten aber eher kläglich. Dennoch: Das Risiko, ob durch Urin angelockt oder nicht, von einem Hai attackiert zu werden, ist gering. Die Chance, beim Gassigehen mit Ihrem Fifi von Lassies Freunden durch einen Hundeangriff tödlich verletzt zu werden ist 26 Mal größer. Falls Sie dennoch darauf bestehen, von einem Hai angegriffen zu werden, haben wir für Sie eine Liste mit den zehn beliebtesten Pipi-Stränden mit den meisten Hai-Angriffe zusammengestellt.

1. New Smyrna Beach, Florida, USA (Welthauptstadt der Hai-Angriffe)
2. Kahana, West Maui, USA
3. North Shore, Oahu, USA
4. Fletcher Cove, Kalifornien, USA
5. Brisbane, Australien
6. Shark Alley, Gansbaai, Südafrika
7. Kosi Bay, Südafrika
8. Sharm El Sheik, Ägypten
9. Recife, Brasilien
10. West End, Bahamas

Mythos 6: Pinkeln Männer im Stehen wirklich immer daneben? Die Pinkelformel

Nun ja, das mit dem »Daneben« ist so eine Sache: Wenn Mann sich hinsetzt, stehen die Chancen nicht schlecht, dass die Notdurft auch dort landet, wo sie hingehört. Im Stehen sieht die Sache hingegen schon etwas anders aus: Dabei landet zwar nicht der gesamte Urin neben der Schüssel, aber in den meisten Fällen ein Teil davon. Genau mit dieser Problematik haben sich Wissenschaftler beschäftigt und eine Formel zum richtigen Pinkeln gefunden.

Dabei spielen verschiedene Faktoren eine Rolle: Zunächst die maximale Bewegungslosigkeit beim Pinkeln, die in den meisten Fällen nicht gegeben ist. Überhaupt: Egal, wie ruhig der Körper steht, ab einem bestimmten Punkt zerfällt der Strahl in Tropfen. Dies passiert etwa 15 bis 17 Zentimeter hinter dem Verlassen der Harnröhre. Dazu kommt der Aufprall des Urins in der Schüssel, was natürlich zu weiteren Sprenkeln führt. Kleiner Tipp: Klopapier hineinlegen, dann spritzt es schon mal weniger. Wichtig ist auch noch der »Angriffswinkel«, der Strahl sollte besser nicht im 90-Grad-Winkel auf die Keramik prallen – und ins Wasser zu zielen ist auch nicht optimal.

Ein im Internet kursierender Artikel gibt Aufschluss über eine möglicherweise passende mathematische Formel:

$$S = \frac{Ae}{Z}, \text{ wobei } Z = \frac{T+\ddot{U}+G+K}{M\ddot{u}+rD} \text{ und } AE = (Dr+aE)\times F$$

Dabei steht S für den Streuverlust, und der setzt sich zusammen aus der Aufprallenergie (Ae) dividiert durch Zielgenauigkeit.

Je höher die Aufprallenergie und je geringer die Zielgenauigkeit, desto größer ist der Streuverlust. Kapiert? Die Erklärung der Einzelwerte sparen wir uns an dieser Stelle …

Übrigens gibt es noch eine weitere Formel:

$$L_{IN} = 30-20 \times \log \frac{m'}{220 \times kg/m^2}$$

Und zwar geht es dabei um den Spureinlauf, den beim Auftreffen des Harnstrahls entstehenden Schall – also um Geräusche, die in anderen Räumen zu hören sind und die natürlich möglichst gering gehalten werden sollen. Schließlich möchte ja niemand ständig den Nachbarn pinkeln hören! LIN steht für den Installationsgeräuschpegel, welcher von der flächenbezogenen Masse der Wand (m) abhängt. Also: Die Geräusche sind umso geringer, je voluminöser die Wand pro Quadratmeter ist, an der die Toilette angebracht ist.

Mythos 7: Kann man sich mit Urin vor dem Verdursten retten?

Sagen wir mal so: Ja – und doch wieder nein. Wenn man sich zum Beispiel in der Wüste verläuft und die letzte Flasche Wasser geleert hat, macht es durchaus Sinn, in diese zu pinkeln. Denn: Bei den ersten Portionen Urin ist dieser ja, sofern wir uns vorher noch einigermaßen gut mit Flüssigkeit versorgt haben, noch hell und nicht so stark konzentriert. Wir haben ja schon gelernt, dass die Konzentration und damit die Farbe des Urins davon abhängt, wie viel wir getrunken haben, weil die Nieren nur die Flüssigkeiten abgeben, die der Körper nicht braucht. Problem: Wenn wir zum Beispiel im Fall eines längeren Marsches in der Wüste nicht mehr genug trinken, geben die Nieren weniger Flüssigkeit, aber immer noch die Stoffe ab, die der Körper nicht mehr braucht. Das heißt: Der Harn wird im Lauf der Zeit immer konzentrierter. Und damit kann man sich dann auch nicht mehr vor dem Verdursten retten.

Mythos 8: Das weibliche Ejakulat – ist es doch nur Pipi?

Schon lange gibt es Diskussionen darüber, ob Frauen ejakulieren können und ob es sich bei dieser Absonderung während sexueller Aktivitäten um Ejakulat oder doch nur Pipi handelt. »Nein! Kein Urin!«, schreien die Feministinnen, und das Ganze hat auch einen Namen: Squirting!

Von wegen: Also, der Name kann bleiben, aber was den Gehalt angeht, müssen wir die Damen enttäuschen: Es ist und bleibt eben doch Urin. Französische Wissenschaftler haben das Phänomen nämlich unter die Lupe genommen, genauer gesagt: sieben Frauen, die während des Geschlechtsverkehrs beziehungsweise beim Orgasmus überdurchschnittlich viel Sekret abgaben. Per Ultraschall untersuchten sie die Damen zum einen nach dem Wasserlassen, zum anderen in der Phase sexueller Erregung. (Wie sie das angestellt haben? Wir haben keine Ahnung!) Jedenfalls konnten die Experten anscheinend so herausfinden, woher die Flüssigkeiten kamen und wie deren Zusammensetzung aussah.

Tja, und offenbar ist es eben doch nur eine unwillkürliche Abgabe von Urin. Nur bei einigen wenigen Frauen wurde ein geringer Anteil an Prostatasekret gefunden. Moment – Sie dachten, Frauen haben doch gar keine Prostata? Von wegen! Frauen verfügen über paraurethrale Drüsen, die in ihrer Funktion und Beschaffenheit alles vorweisen, was auch in einer männlichen Prostata vorkommt, wenn auch in einem anderen Verhältnis.

23

BLASEN-ENTZÜNDUNG UND BLASEN-SCHWÄCHE

Warum treffen sie meistens die Frauen?

Wir hatten das Thema schon: »Kind, setz dich nicht auf den kalten Stein, sonst holst du dir eine Blasenentzündung.« Stimmt das eigentlich?

In der Tat ist es nicht besonders gesund, auf kaltem Untergrund zu sitzen, zumindest dann, wenn man dort so lange Platz nimmt, dass man unterkühlt. Denn Bakterien und Viren sind angriffslustig und wollen ständig in unseren Körper einmarschieren. Die Unterkühlung sorgt zwar nicht direkt für eine Entzündung der Blase, aber sie schwächt den Körper, und dann haben Bakterien leichtes Spiel und können über die Harnröhre in die Blase aufsteigen.

Was passiert bei einer Blasenentzündung?

Hierbei handelt es sich um eine Entzündung der sogenannten unteren Harnwege – im Ärzte-Fachjargon heißt das auch Zystitis. Die wird durch Bakterien ausgelöst, die oftmals aus dem Darm stammen. Die Zystitis ist ein typisches Frauenproblem: Zwei von drei Frauen bekommen mindestens einmal im Leben eine Blasenentzündung. Das liegt daran, dass die weibliche Harnröhre kürzer ist als die von Männern. Deshalb sind die Erreger bei den Frauen viel schneller am Ziel. Besonders oft werden schwangere Frauen von einer Blasenentzündung heimgesucht – und das kann gefährlich werden, weil sie sich manchmal zu einer Nierenbeckenentzündung ausweitet, die wiederum eine Fehlgeburt auslösen kann. Doof.

Und was sind typische Anzeichen für eine Blasenentzündung? Wir müssen andauernd auf die Toilette, aber wenn wir Wasser lassen wollen, kommen nur ein paar Tropfen, dabei kann es höllisch brennen – und auch Blut im Urin kann vorkommen. Bei diesen Symptomen sollten wir einen Arzt aufsuchen, der durch eine Urinuntersuchung feststellen kann, ob und welche Bakterien sich darin befinden.

Was führt zu einer solchen Entzündung, und wie kann man sich schützen?

Es gibt also gewisse Faktoren, die einer Blasenentzündung Vorschub leisten: ein geschwächtes Immunsystem durch Stress oder Medikamente, aber auch häufiger Sex, der die Schleimhäute reizen kann, sodass die Bakterien wieder leichtes Spiel haben.

Kälte ist ein wichtiger Punkt, sie schwächt die Abwehr: Also, wie gesagt, besser nicht auf kaltem Untergrund sitzen, Unterhemden tragen (sorry, bauchfreie Tops und Stringtangas sind tabu) und im Winter auch mal die Wollsocken auspacken. Glaubt man einer norwegischen Studie, verursachen kalte Füße nämlich Blasenentzündungen!

Stichwort Sex: Klar, darauf wollen wir nicht verzichten, aber es ist hilfreich, direkt danach auf die Toilette zu gehen. Unromantisch, spült aber Bakterien aus dem Körper. Kondome schützen ebenfalls vor Bakterien, die sonst beim Sex in die Scheide gelangen würden. Und: Trinken, trinken, trinken! Ideal sind etwa zwei Liter am Tag, Stichwort: Durch- und Ausspülen.

Übrigens: Wer zu Blasenentzündungen neigt, sollte bis zum Wasserlassen nicht allzu lange einhalten, das gilt allerdings nicht für Frauen, die zu Blasenschwäche neigen, denn wenn die Blase schon bei geringen Mengen geleert wird, verkleinert sie sich, und das fördert Inkontinenz. Und das will ja keiner! Dazu aber später mehr.

Auch eine übertriebene Intimhygiene fördert Blasenentzündungen, sie schwächt die natürliche Abwehr des Körpers gegen die Bakterien. Also besser Intimsprays und spermien-abtötende Cremes meiden.

Und da ist sie, die Entzündung

Ist es doch zu einer Blasenentzündung gekommen, lässt sie sich, zumindest dann, wenn es sich um eine leichte handelt, mit Hausmitteln ganz gut in den Griff bekommen. Wir sollten uns warm einpacken und uns eine Wärmflasche auf den Bauch legen, auch ein halbes Stündchen in der Badewanne kann helfen. Dazu ganz viel trinken, etwa zwei bis drei Liter Kräutertee oder sogar Arzneitee (Bärentraubenblätter, Goldrute, Katzenbart). So werden die Erreger einfach ausgeschwemmt. Es gibt auch Patienten, die auf Cranberry- oder Preiselbeersaft schwören, weil dieser keimtötende Substanzen enthält.

Hartnäckige Entzündungen werden mit Antibiotika behandelt. Meist reicht eine dreitägige Therapie, bei immer wieder auftretenden Entzündungen kann eine Langzeittherapie über vier bis sechs Wochen das Richtige sein.

Es gibt übrigens auch eine Impfung, die gegen die Erreger immun machen soll: Dabei wird der Körper mit abgetöteten Krankheitserregern konfrontiert, um das Immunsystem zu stärken und so für die Abwehr der Keime fitzumachen. Ob das wirklich funktioniert, ist jedoch noch nicht ausreichend wissenschaftlich belegt. Es gibt Patienten, die es nach der Impfung nicht mehr so häufig erwischt, andere werden trotzdem schnell wieder krank.

Blasenschwäche?

Auch das ist nicht besonders schön, können wir dabei doch nicht mehr richtig kontrollieren, wann wir *müssen*. Oft hängt

das mit körperlicher Belastung zusammen: Husten oder Lachen, Laufen oder Treppensteigen führt dann zu einem unkontrollierten Urinverlust. Der ist zwar nicht besonders gefährlich, aber für die Betroffenen extrem unangenehm, fast
die Hälfte der von Blasenschwäche betroffenen Menschen
verheimlicht, dass sie unter Inkontinenz leidet. Übrigens handelt es sich dabei nicht nur um alte Menschen, fünf von hun-
dert betroffenen Frauen sind unter 65 Jahre alt. Besonders
anfällig sind junge Mütter, ältere Frauen, deren Hormonhaus-
halt sich verändert, Übergewichtige und Frauen mit schwa-
chem Bindegewebe.

Was hilft?

Die ersten Anzeichen einer Blasenschwäche sind meistens
harmlos: Zunächst entwischt nur hier und da mal ein Tropfen
Urin, und irgendwann eben doch so viel, dass die Betroffenen
ihren Alltag nicht mehr normal leben können. Und viele von
ihnen trauen sich nicht, ihren Arzt darauf anzusprechen. Dabei gibt es durchaus eine Lösung: Beckenbodentraining kann
bei leichter Inkontinenz helfen, bei stärkeren Beschwerden
gibt es Medikamente.

24

NUTZLOSES WISSEN (TEIL 3)

Nomen est omen –
die schönsten Synonyme

Geht es bei den Bezeichnungen für das Örtchen an sich noch einigermaßen strukturiert zu, so sind der (meist männlichen) Fantasie beim Pinkelvorgang anscheinend keine Grenzen gesetzt. Hier ein kleiner Auszug aus den Wortkreationen:

Für die Toilette: Abort, Abtritt, Klo, WC, stilles Örtchen, Thron, Latrine, Pissoir, Donnerbalken, Retirade, Scheißhaus, Lokus, Häusle, Null-Null, Topf, Kackstuhl

Fürs Urinieren: austreten, ablitern, harnen, Wasser lassen, das Wasser abschlagen, dem kleinen Mann die große Welt zeigen, den Kasper melken, die Anakonda weinen lassen, eine Stange Wasser in die Ecke stellen, seiner Notdurft nachkommen, sein Bedürfnis verrichten, sich entleeren, sich ausleeren, sich erleichtern, ein kleines Geschäft verrichten, ein Bächlein machen, Pipi machen, pillern, lullern, strulle(r)n, pischen, pinkeln, pulle(r)n, puschen, pissen, schiffen, seichen, brunzen, Revier markieren

25
URIN DER TIERE

**Was Tiere mit ihrem Urin
so alles anstellen und wie wir ihren Harn
und ihre Fähigkeiten nutzen**

Während der Urin für uns Menschen eine Möglichkeit ist, uns von Giftstoffen zu befreien, nutzen Tiere das gelbe Gut auch als versteckte Botschaft. Die Hundefreunde unter uns werden es wissen: Die Vierbeiner markieren damit ihr Revier, und die nachfolgenden Tiere können daran erkennen, ob es sich um ein männliches oder weibliches Wesen handelt und ob der Urin-Hinterlasser eine bedeutende oder eher unbedeutende Hundepersönlichkeit war.

Für eine Tierart hat der Harn sogar noch eine viel wichtigere Bedeutung: Er funktioniert als eine Art Navigationssystem. Die Galagos, auch Buschbabys genannt, putzige kleine Primaten aus der Familie der Feuchtnasenaffen, pinkeln sich vor jedem nächtlichen Ausflug auf die Pfoten, um eine Urinspur zu hinterlassen, sodass sie am Ende ihres kleinen Spaziergangs auch wieder zurück nach Hause finden.

Urin funktioniert aber auch als Energielieferant: Eisbären pinkeln weniger, wenn sie wenig fressen, weil sie Stoffe aus dem Urin recyceln können und daraus Eiweiß für die Muskeln bilden. Bärinnen können aus dem Pipi sogar Muttermilch gewinnen.

Die größten Pinkler im Tierreich sind übrigens Elefanten, rund 30 Liter Harn kann ein Elefant pro Tag aus seiner Blase lassen.

Erfahren Sie, was Tiere sonst noch alles mit ihrem Urin anstellen oder was davon für uns Menschen nützlich sein kann...

Grizzlybären

Wie praktisch wäre es doch, einfach mal gar nicht pinkeln zu müssen – die ewige Rennerei zur Toilette nervt einfach. Insbesondere nachts, wenn man einfach gemütlich schlummern möchte. Da haben es Grizzlybären besser, die müssen während ihres Winterschlafs überhaupt nicht raus! Sie sind in der Lage, ihren Stoffwechsel so zu verändern, dass sie aus den Abfallprodukten des Eiweißstoffwechsels, dem Harnstoff, neue Eiweiße aufbauen können. Und was noch praktischer ist: Auch trinken müssen sie während des Winterschlafs nicht, weil bei der Fettverbrennung zur Energiegewinnung nebenbei Wasser entsteht... zum Neidischwerden!

Pandas

Dass Tiere ihr Revier markieren, wissen wir ja mittlerweile, aber einige Tiere tun das im Handstand, die Pandas zum Beispiel. Was nach einer ziemlich unbequemen Sache und nach Sauerei klingt, hat aber einen ganz einfachen Grund: Die Tiere wollen ihre Duftmarke einfach in größerer Höhe anbringen – um so zu suggerieren, dass in diesem Revier ein besonders großes Männchen das Sagen hat.

Ameisen

Die meisten Tiere verrichten ihr Geschäft ja lieber im Freien: Hunde pinkeln an Bäume oder Sträucher, Kühe lassen ihre Fladen einfach ins Gras fallen, Pferde äppeln im Gehen. Ameisen hingegen benutzen ihr Nest als Toilette, genauer gesagt die Ecken. Generell gelten Ameisen ja als ausgesprochen reinlich: Müll, Abfälle und tote Artgenossen transportieren die fleißigen Tierchen sofort nach draußen – kein Wunder, die Ameisen leben in dicht gedrängten Gemeinschaften, da ist Ordnung mehr als wichtig. Aber warum liegen die sanitären

Anlagen nicht auch im Freien? Da stehen die Ameisenforscher noch vor einem Rätsel, aber sie haben klar nachgewiesen, dass die Tiere ihre Fäkalien in ihrer Behausung belassen. Sie gaben den Ameisen eingefärbtes Zuckerwasser als Futter, das Resultat: Im Nest verfärbten sich eine oder zwei Ecken – dort, wo die Ameisen ihre Notdurft erledigt haben. Die Wissenschaftler vermuten nun, dass die Tiere ihre Ausscheidungen vielleicht einfach weiterverwenden: als Verteidigungswaffe zum Beispiel ... Möglich wäre es – wer würde nicht flüchten, wenn er mit Fäkalien beworfen wird?

Kühe

Der Urin von Kühen soll eine heilende Wirkung haben, das sagen zumindest die Menschen in Indien, dem Land der heiligen Kühe, dort verehren die Menschen bekanntlich diese Vierbeiner, sie zu schlachten ist streng verpönt und in den meisten Teilen des Landes verboten. An dem Urin hingegen sind die Menschen interessiert: Wissenschaftler wollen herausgefunden haben, dass Kuh-Pipi die Wirksamkeit von Medikamenten um bis zu 80 Prozent erhöht – zum Beispiel bei Krebsmedikamenten, Antibiotika oder auch bei Arzneien gegen Tuberkulose. Wie praktisch, so müsste man ja viel weniger davon einnehmen und könnte viel Geld sparen. Immerhin: Die Experten verwenden keinen frisch gezapften Kuh-Urin, sondern destillieren ihn erst bei etwa 50 Grad und nutzen dann Auszüge daraus.

Das Ganze ist übrigens nicht neu: Angeblich flößen indische Schamanen ihren Patienten das heilige Pipi schon seit Jahrhunderten ein – sie schwören darauf, dass Urin, vermischt mit Quark oder Milch, bei Fettleibigkeit und Diabetes helfen kann.

Ein paar findige Geschäftsleute wollen mit diesem Wissen

jetzt richtig Profit machen: Die »Bewegung für Kuhschutz« will den Harn der Tiere als Getränk auf den Markt bringen. Klar, wenn das Trinken von Kuh-Urin einem frommen Akt gleichkommt, kann man damit natürlich richtig Kohle machen. Angeblich soll das Gebräu unter dem Namen »gau jal« oder auch »Milchwasser« auf den Markt gebracht werden – und zwar als Konkurrenzprodukt zu Pepsi und Cola. Multinationale Konsumgüter sollen damit boykottiert werden. Experten stehen der heilenden Wirkung des Getränks übrigens skeptisch gegenüber, die Erkenntnisse seien ohne jegliche wissenschaftliche Basis. Die Produzenten lassen sich davon nicht abschrecken und sind sich sicher: Ihr Getränk sei gut für die Menschheit und kann mit amerikanischen Cola-Produkten locker mithalten. Sogar über den Export des gelben Schlagers wurde schon nachgedacht. Na, dann auf ein spritziges Glas Kuhpisse! Prost!

Kamele

Was die Inder können, das können die Saudis schon lange! Und überhaupt sind Heilmittel tierischen Ursprungs ja heiß begehrt – wir erinnern uns an Rhinozeroshorn zur Potenzsteigerung oder Ähnliches.

Saudi-arabische Wissenschaftler haben jetzt die krebszellenreduzierende Wirkung von Kamel-Urin untersucht. Wie sie darauf gekommen sind? Möglicherweise haben sie in den Überlieferungen des Propheten Mohammed gelesen – schon der verwies auf die Harnheilkräfte der orientalischen Höckertiere. Eine Wissenschaftlerin soll nun nach jahrelanger Forschungsarbeit tatsächlich die Heilwirkung von Kamel-Urin nachgewiesen haben. Aber wie funktioniert das Ganze? Um Krebs zu bekämpfen, gilt es, die kranken Zellen im Körper zu zerstören – das Problem bei herkömmlichen Therapien sind aber oft die starken Nebenwirkungen. Und genau die sollen beim Einsatz von Kamel-Urin vermieden werden, da dieser das Wachstum von Krebszellen verlangsamen soll. Aber was ist da dran? Wissenschaftlich untermauerte Studien existieren bislang nicht. Kommen vielleicht deshalb so viele Saudis zur Behandlung nach Europa, weil sie Angst haben, in ihren heimischen Krankenhäusern Kamel-Urin trinken zu müssen?

Hunde

Hunde sind wahre Schnüffelwunder – und das nicht nur beim Erschnüffeln von Drogen am Flughafen. Auch am Urin von Menschen gibt es für Hunde einiges zu »erriechen«: zum Beispiel Schilddrüsenkrebs. Üblicherweise kann mithilfe einer Biopsie herausgefunden werden, ob eine Schilddrüsenerkrankung bösartig oder gutartig ist. Doch US-amerikanische Ärzte haben jetzt einen Schäferhund-Mischling darauf trainiert, genau das mit seiner feinen Hundenase herauszufinden. Das schnüffelsichere Tier bekam den Harn von Schilddrüsenpatienten vorgesetzt: Wenn er eine Krebserkrankung riechen konnte, legte er sich hin, war der Patient krebsfrei, drehte er sich ab. Seine Trefferquote lag bei 30 von 34 Fällen – und war damit nur minimal geringer als die bei einer Biopsie, begeistern sich die Wissenschaftler.

Der Hintergrund: Wenn Zellen im Körper außer Kontrolle geraten, haben sie eine andere chemische Zusammensetzung und setzen offenbar auch Duftstoffe frei, die der versierte Vierbeiner mit seiner feinen Hundenase erschnüffeln kann. Die Experten wollen jetzt herausfinden, welche Stoffe der Schäferhund »erriechen« konnte, denn wenn es möglich wäre, anhand der tierischen Erkenntnisse eine elektronische Nase zu bauen, wäre die Krebserkennung in der Zukunft natürlich viel einfacher.

Mosambik-Buntbarsche

Schauen wir kurz auf uns Menschen: Warum harmoniert der eine mit dem anderen, und was zieht uns an und stößt uns ab? Pheromone sind es, Botenstoffe, die als Sexuallockstoffe fungieren. Das ist im Tierreich nicht anders: Auch Tiere nutzen Pheromone, um die Fortpflanzungsbereitschaft sicherzustellen. Portugiesische Forscher haben jetzt herausgefunden, dass männliche Buntbarsche ihren Harn dazu benutzen, die Weibchen heiß zu machen. Aha! Sexuelle Stimulation durch Urin gibt es also auch im Tierreich!

Die Balz bei den Buntbarschen verläuft interessant: Die Tiere graben mit dem Maul Vertiefungen in den Sand und bieten diese den Weibchen als Nester für den Laich an. Gleichzeitig versuchen sie, die Paarung mit anderen Männchen zu verhindern. Und dabei geht es aggressiv zu: Dominante Männchen lassen nämlich deutlich mehr Pipi ins Wasser als die schwächeren Exemplare. Der Urin enthält Pheromone, die die Aggressivität der anderen Männchen hemmen und die Weibchen ins Nest locken.

Ob das auch bei uns Menschen funktioniert, bleibt anzuzweifeln. Wenn man(n) in der nächsten Bar gegen die Theke pieselt, um die Weibchen zu beeindrucken, könnte das eher zu Irritationen als zu sexueller Stimulation der anwesenden Damen führen.

26

TOLLE
ERFINDUNGEN
RUND UM
DEN URIN

**Was man mit Urin noch
so alles machen kann!**

Urin als Stromlieferant

»Wo ist denn deine Toilette, ich muss mal mein Handy aufladen?!«

Was sich zugegebenermaßen zunächst etwas seltsam anhört, ist jedoch bereits Realität. In einer Studie haben britische Wissenschaftler herausgefunden, dass durch Stoffwechselprozesse von Bakterien Energie freigesetzt wird, die man zur Stromerzeugung nutzen kann. Die Forscher hatten Bakterien aus Urin genutzt, um Energie zu gewinnen. Durch sogenannte Energiekonverter soll organische Masse in Elektrizität umgewandelt werden. Nach Ansicht der Forscher soll diese Erkenntnis helfen, globale Engpässe bei der Energieversorgung zu vermeiden, da Urin als Abfallprodukt im Überfluss vorhanden und die Quellen unerschöpflich seien. Darüber hinaus hätte jedermann seinen Energielieferanten überall dabei und könne ihn »anzapfen«, wann immer er wolle. Harn eigne sich demnach hervorragend zur Energiegewinnung, da der chemische Stoff sehr aktiv sei und Urin neben Harnstoff auch Chloride, Kalium und Bilirium enthalte. Die perfekte Mischung für eine mikrobielle Brennstoffzelle.

Lange Zeit hat man mit verfaulten Früchten, Muscheln oder toten Fliegen experimentiert, doch es heißt, Urin sei in seinen Eigenschaften unschlagbar. Die Technologie stecke zwar noch in den Kinderschuhen, doch die Entwicklung des Aborts hin zum Stromlieferanten sei nur eine technologische Frage. Derzeit arbeite man an einer Art »smart toilet«, die in Zukunft das ganze Badezimmer mit Strom versorgen soll, von der Beleuchtung über den elektrischen Rasierer bis zur Handyladestation. Allein die Effizienz scheint noch ausbaufähig zu sein. Die gewonnene Energie reicht aber immerhin schon aus, um eine SMS zu schicken oder einen kurzen Anruf zu tätigen. Na, da heißt es, sich kurz fassen oder schnell nachpinkeln. Wir freuen uns schon auf neue Handyanbieter wie OO, T-Urin oder Voda-Klo!

Doch nicht nur Handys können mit Energie aus Pipi betrieben werden. Wissenschaftler der Ohio University glauben, dass in einem Bürogebäude mit 200 bis 300 Angestellten mindestens zwei Kilowatt Strom erzeugt werden könnten, da es viel einfacher sei, Wasserstoffenergie aus Urin zu gewinnen als durch die herkömmliche Spaltung von Wasser. Und auch die Autoindustrie ist bereits auf das flüssige Gold aufmerksam geworden. Man forscht zum Beispiel an der Universität Heriot-Watt im schottischen Edinburgh bereits an der Entwicklung von Brennstoffzellen mit Harnstoffantrieb. Die ersten Berechnungen ergaben, dass dieses Forschungsfeld immenses Potenzial bietet. Nach Aussagen namhafter Forscher produziert ein erwachsener Mensch genug Harnstoff, um ein Auto rund 2700 Kilometer weit fahren zu lassen. Wenn man nun bedenkt, dass auf der Welt täglich zehn Milliarden Liter Urin einfach so über die Toiletten weggespült werden, kann man sich vorstellen, was das für eine Energieverschwendung ist. Deshalb bitte weiterforschen, damit wir uns schon bald in einem VW-Pipi oder einem Opel-Urina fortbewegen können.

Textilfärbung

Schon zu frühen Zeiten hatte der Urin bereits eine immense Bedeutung für das Färberhandwerk. So wurde aus dem verdampften Urin indischer Kühe, die man zu diesem Zweck ausschließlich mit Mangoblättern fütterte, Indischgelb gewonnen. Diese Herstellungsmethode kann man in Indien bis ins 15. Jahrhundert zurückverfolgen. Erst im 18. Jahrhundert gelangte der Farbstoff dann schließlich auch nach Europa. Doch zu Beginn des 20. Jahrhunderts verlor diese Technik immer mehr an Bedeutung.

Doch nicht nur Kuhurin wurde zum Färben genutzt. Auch menschlicher Urin hielt Einzug ins Färberhandwerk, und man bemächtigte sich des goldenen Safts zur Herstellung von Indigoblau. Dazu wurden die Blätter des Färberwalds in Kübeln mit Urin abgefüllt, und man ließ sie vergären. Man machte sich die reduzierende Wirkung des Urins zunutze, um Indigo löslich zu machen und den Farbstoff so in die jeweilige Faser zu bringen.

Trinkwasser

Die Astronauten auf der ISS müssen stark sein: Ihr Trinkwasser wird aus Urin gewonnen – und diese Vorstellung ist für die meisten von uns ja doch etwas unerquicklich. Und das ist nicht alles, zusätzlich zum Harn kommen auch noch Schweiß (bäh!) und Kondenswasser zum Einsatz.

Das Ganze funktioniert mithilfe einer ganz speziellen Hightech-Behandlung des Urins. Die Stoffe darin werden immer wieder separiert und der Urin mehrfach gereinigt. Bislang wurde so schon Brauchwasser für die Raumstation erzeugt, nun soll eine neue Anlage auch Trinkwasser liefern.

Übrigens: Selbst der im Harnstoff vorhandene Sauerstoff wird weiterverwendet, um die Atemluft zu verbessern. Und für all das nutzt das tolle neue Wasserwerk nicht nur den Urin, sondern auch die Luftfeuchtigkeit, die durchs Atmen und Schwitzen aufsteigt. Und das ist sicher nicht schlecht – auf der russischen Raumstation Mir mussten sich die Kosmonauten nämlich mit Schimmel herumplagen.

Urin in der Kosmetik

Schon wieder müssen wir auf die Erkenntnisse von Carmen Thomas zurückgreifen, oder anders: uns auf sie beziehen. Frau Thomas hat in ihrem Werk ja schon darauf hingewiesen, wie wertvoll Harn für unseren Körper ist: darin zu baden oder ihn ins Gesicht zu tupfen, zum Beispiel gegen Akne.

Und tatsächlich – im weitesten Sinne kann Pipi unsere Haut wunderschön machen! Urin besteht ja zu 95 Prozent aus Wasser, ein weiterer Hauptbestandteil ist Urea, also Harnstoff. Und dieser ist in vielen feuchtigkeitsspendenden Cremes und Peelings enthalten. Urea ist nämlich gut dazu geeignet, überflüssige Hautschüppchen zu lösen, zudem ist der Stoff ein wunderbares Feuchthaltemittel, da er Wasser bindet und der Haut so Feuchtigkeit zuführen kann.

Allerdings: Bevor Sie jetzt auf ein Wattepad pieseln und sich den Urin ins Gesicht tupfen: Der Urea-Anteil im Harn ist im Vergleich zu fertigen Hautcremes gering – also doch lieber zum Tiegelchen greifen!

Pinkeln für die Landwirtschaft

Wir haben es schon gelernt: Unser Urin ist ein Wundermittel, schaffen wir es doch damit, Giftstoffe aus unserem Körper zu spülen. Der Nachteil: Wir pinkeln in die Toilette – und in einem irrsinnigen Aufwand muss das Grundwasser über diverse Kläranlagen wieder von unseren Ausscheidungen befreit werden. Wie praktisch wäre es doch, wenn wir mit unserem Pipi etwas Sinnvolles anstellen könnten.

Könnten wir – das haben Experten nun herausgefunden. Schließlich steckt in unserem Urin einiges an Mineralstoffen: Kalzium, Kalium, Magnesium und Phosphor. Und das ist der springende Punkt! Phosphor zum Beispiel ist lebensnotwendig für Pflanzen – sie brauchen den Stoff zum Wachsen. Deshalb bringen Landwirte Phosphordünger auch tonnenweise auf ihre Felder. Das Problem ist nur: Phosphor steht nicht unbegrenzt zur Verfügung. Da Phosphorgestein sich nur im Lauf von Millionen von Jahren durch Ablagerungs- und Verwitterungsprozesse bildet, können wir es nicht so einfach künstlich herstellen oder durch andere Stoffe ersetzen. Was für ein Glück, dass wir regelmäßig Wasser lassen, denn aus dem Urin könnte man ja Phosphor rückgewinnen. Daran arbeiten Wissenschaftler aus der Schweiz und aus Südafrika mithilfe von sogenannten Trockentoiletten. In denen werden Harn und Kot getrennt gesammelt. Rund um Durban wurden zu diesem Zweck schon Zehntausende Toiletten aufgestellt – und der eingesammelte Urin in einer Testanlage zu Dünger verarbeitet. Aus 1000 Litern Pipi können die Experten rund zwei Kilo Phosphordünger gewinnen.

Eine super Sache: Pinkeln für die Bauern – das könnte eine neue Kampagne werden!

27

HINTER DEN KULISSEN: WO GEHT ER HIN – UNSER URIN?

Eine Reise durch die Kläranlage

Wenn wir auf der Toilette waren, verschwindet unser Urin mit einem beherzten Drücken der Spülung im Abwasser – und übrigens nicht nur der: Wir Deutschen entledigen uns nämlich, sehr zum Ärger der Experten, nicht nur unserer Notdurft, sondern auch diverser anderer Dinge, die dann allesamt vom WC aus über die Kanäle ins Klärwerk gespült werden. Besonders ärgerlich für die Experten dort sind Q-Tips, weil diese so dünn sind, dass sie durch die Anlagen, die das Wasser filtern, hindurchkommen und hinterher mit viel Aufwand entfernt werden müssen. Im Klärwerk wird das Abwasser, nachdem es in einem langwierigen Prozess von unerwünschten Rückständen befreit wurde, nämlich wieder in den Kreislauf unseres Wassers eingespeist. Wir wollten genauer wissen, wie die Sache funktioniert, und haben uns exemplarisch die Kläranlage in Köln-Weiden angeschaut.

Jules Besuch im Klärwerk

Von Gebissen und anderen Körperteilen

Beim Betreten der Anlage fällt mir als Erstes auf: Es stinkt gar nicht so stark, wie ich das erwartet hatte. Klar, ein leichter Fäulnisgeruch liegt in der Luft, aber der ist nicht besonders schlimm. Erstaunlich bei all dem, was aus unseren Toiletten und durch die Kanäle in der Kläranlage ankommt. Neben unseren Exkrementen landen in der ersten Station, in der alle Grobstoffe aussortiert werden, übrigens neben

Essensresten, Tampons, Schmuck und Geld, das den Leuten aus der Hosentasche gefallen ist oder von Kindern hineingeworfen wurde, auch Gebisse, die manchen Leuten aus dem Mund fallen, wenn sie sich übergeben. Und: Strumpfhosen! Diese verstopfen des Öfteren die Pumpen, indem sie sich unschön um die Laufräder wickeln und, weil sie so stabil sind, damit die Pumpen anhalten. Für einen Partyabend taugen die Nylons nix (Laufmaschen!), aber ein ganzes Klärwerk lahmlegen, das geht! Bevor ich länger darüber nachdenken kann, kommt Horst Junge, einer der Mitarbeiter der Kläranlage, in seinem Bericht schon zum nächsten skurrilen Klärwerkfund: »Es gab mal einen Voyeur, der hat immer seine Pornobilder klein gerissen, die kamen dann bei uns an«, erzählt er lachend. »Und wir müssen hier in der Nähe einen Einwohner mit künstlichem Darmausgang haben, der wirft nämlich immer seine Beutel ins Klo«, fügt er kopfschüttelnd hinzu. Mittlerweile sehe man von all dem Zeug aber nicht mehr viel, weil die Maschinen heutzutage automatisiert seien. Ganz im Gegensatz zu den alten Zeiten, in denen die Mitarbeiter noch selbst mit groben Rechen und Schaufeln das Rechengut verfrachten mussten. Damals gab es viel mehr Anlagen, jeder Ort hatte sein eigenes Klärwerk, das selbstständig betrieben wurde. Das Problem war nur: Die Mitarbeiter waren nicht besonders qualifiziert: Der Gemeindearbeiter hat vormittags auf dem Friedhof die Leichen eingegraben, und nachmittags war er auf der Kläranlage, um ein bisschen Schlamm zu schippen. Dementsprechend funktionierten die Anlagen auch nicht besonders gut. »Da waren schräge Typen auf den Kläranlagen, alles Alkoholiker, die hatten die offizielle Erlaubnis, Alkohol zu trinken, wenn sie Leichen umbetten mussten, das hält man ja sonst nicht aus! Und dann saßen die auf der Kläranlage und waren voll«, erzählt Herr Junge.

Und apropos: Leichenfunde im Klärwerk müssten unbedingt gemeldet werden. Allerdings sei es heute nicht mehr besonders wahrscheinlich, dass diese überhaupt bemerkt würden. Wenn jemand zum Beispiel auf die Idee käme, nach einem Mord die Körperteile zerstückelt die Toilette runterzuspülen, würden sie in der voll automatisierten und wegen der Geruchsbelästigung geschlossenen Maschine wahrscheinlich unauffällig weiter zerkleinert werden und verschwinden, ohne aufzufallen. Da lachen die Herzen der Krimiautoren – und die der Mörder wahrscheinlich auch!

Aber es gibt auch andere Fälle, erzählt Herr Junge weiter. »Wir hatten mal eine Kollegin, die wollte im Faulturm Proben entnehmen, der Turm wurde aber gerade erst wieder in Betrieb genommen, daher standen die Hauben offen, und das Gas, das dort entsteht, konnte so entweichen. Jedenfalls hat die Dame vermutlich zu tief eingeatmet, ist ohnmächtig geworden und prompt da hineingefallen. Da war sie weg und wurde tagelang nicht gefunden.« Aber irgendwann sei sie dann im wahrsten Sinne des Wortes wieder aufgetaucht ... Was man doch so alles erfährt bei einem Besuch einer Kläranlage!

Eine Stadt unter Drogen

Damit aber zurück zu unserem Ausgangsprodukt, dem Urin. Dieser ist für das Klärwerk von besonderer Bedeutung. Eine der Aufgaben einer Kläranlage ist es, die braune Brühe, in der unser Pipi ja versteckt ist, von Stickstoff- und Phosphatverbindungen zu befreien, bevor das Wasser gereinigt wieder abgegeben wird. Denn das Grundwasser ist sowieso schon stark mit Stickstoffen belastet, insbesondere durch den Dünger aus der Landwirtschaft. Und nicht nur das ist ein Problem, das Grundwasser ist außerdem kontaminiert mit Antibiotika und andere Medikamenten. Zum Beispiel wandern Verhütungsmittel oder Drogen mit unserem Urin durch die Toiletten und die Kläranlagen in Kanäle und Flüsse. Analysen von unterschiedlichen Gewässern haben gezeigt, dass eigentlich sämtliche Bewohner der umliegenden Städte kiffen müssten, so viele Rückstände davon wurden im Wasser gefunden. Tja! Und all diese Stoffe können dann unter anderem dazu führen, dass Fische sich nicht mehr vermehren können. Daher gibt es auch Diskussionen darüber, ob Kläranlagen mit einer vierten Reinigungsstufe versehen werden sollten, um diese Spurenstoffe zu eliminieren oder zumindest zu verringern.

Chemie-Fans aufgepasst!

Jetzt aber zurück zum Stickstoffkreislauf, in dem so einiges passiert: Wenn wir essen oder trinken, nehmen wir Stickstoffverbindungen auf, die wir, hauptsächlich über den Urin, auch wieder ausscheiden. Diese organischen Stickstoffverbindungen gelangen über die Toilette in die Kanäle, und dort passiert Folgendes: Unterhalb des Wasserspiegels gibt es keinen freien Sauerstoff, es bildet sich daher ein schleimiger Belag, in dem sich Bakterien befinden, die Sauerstoff verbrauchen und Stoffe umwandeln. Damit werden die organischen Stickstoffverbindungen zu Ammoniumstickstoff. Dieser wandert, zusammen mit den restlichen organischen Stickstoffverbindungen, in die Kläranlage und soll dort in der biologischen Reinigungsstufe weitestgehend abgebaut werden. Und zwar über zwei Phasen:

Erstens: Die Nitrifikation

Spezielle Bakteriensorten sind in der Lage, die NH_4-Verbindung zu oxidieren, holen also Wasserstoff heraus, ersetzen diesen durch Sauerstoff, und es entsteht Nitrat, das nicht mehr so schädlich für die Gewässer ist. Allerdings sind diese Bakterien sehr empfindlich und reagieren zum Beispiel auf die Wassertemperatur. Wenn es etwa zu kalt wird, dann wollen die Bakterien nicht mehr arbeiten. Wenn der Prozess aber reibungslos funktioniert, geht es danach in die Stufe zwei.

Zweitens: Die Denitrifikation

Da sind kohlenstoffabbauende Bakterien drin, eine Art Wald-und-Wiesen-Bakterien, die sehr viel unempfindlicher sind. Die holen sich den Sauerstoff aus dem Nitrat und verwandeln das Ganze zu Stickstoff. Der geht dann wieder in die Atmosphäre, und damit ist der Stickstoffkreislauf geschlossen.

Geprüftes Wasser

Generell wird das Wasser in einer Kläranlage streng kontrolliert, regelmäßig entnehmen die Experten Proben, um sicherzustellen, dass das Wasser, das in die Abläufe abgegeben wird, auch in Ordnung ist. Dabei werden zum Beispiel die Werte für Stickstoff, Nitrat oder Phosphat unter die Lupe genommen. Und hier könnten die Mitarbeiter auch ohne Kalender mutmaßen, was wir gerade für eine Jahreszeit haben oder was die Menschen besonders häufig konsumiert haben: Zum Beispiel enthalten die Abwässer um Weihnachten herum besonders viel Fett.

Ganz wichtig: In die Toilette gehören wirklich nur unsere Exkremente und maximal noch das Toilettenpapier – sonst nichts! Keine Essensreste, Windeln, Q-Tips, Plastikbeutel, Kondome usw.!

Übrigens, noch eine kleine Notiz am Rande: Wenn man direkt im Klärwerk auf die Toilette geht, bleiben die Exkremente samt Spülwasser direkt vor Ort und werden unmittelbar in den Kreislauf eingespeist. Bio-Produkte direkt vom Erzeuger sozusagen…

28
NUTZLOSES WISSEN (TEIL 4)

As time goes by

Jeder von uns verbringt ungefähr 230 Tage seines Lebens auf dem Lokus. Manche Erhebungen sprechen sogar (je nach Messverfahren) von drei Jahren! »Mein Mann schafft das sogar am Stück«, rufen nun vielleicht einige Damen aus. Richtig, Männer haben im Durchschnitt in der Tat eine längere Verweildauer auf dem Klo. Insgesamt produzieren wir bei unseren Toilettengängen 34 830 Liter Urin und über fünf Tonnen Fäkalien, was einer durchschnittlichen Tagesleistung von 192 Gramm Kot entspricht. Übrigens: Frauen suchen immerhin 76 Tage ihres Lebens nach irgendwelchen Dingen in ihren Handtaschen. Vielleicht nach einem Hakle-Feucht-Tüchelchen, um sich auf öffentlichen Toiletten abzuputzen? Und noch eine interessante Info: Toilettengänge bilden! Laut neusten Studien gaben nämlich 86 % der Männer an, dass sie den größten Teil ihres Lesepensums auf der Toilette erledigen, Frauen hingegen nur 27 %. Die hohe Lesefreude der Herren könnte zum einen an einschlägig bekannten Herrenmagazinen liegen, die man(n) mit aufs stille Örtchen nimmt. Zum anderen vielleicht aber auch an den Smartphones, die mittlerweile auch auf der Toilette zu einem ständigen Begleiter geworden sind und über die man seine Tageszeitung oder Sportnachrichten downloaden kann. So geben 75 % der Befragten an, dass sie zu diesem Zweck schon einmal auf der Toilette ihr Telefon benutzt haben, und 24 % bestätigen sogar, dass sie nie ohne ihr Mobiltelefon aufs Klo gehen.

29

VOLLSYN-THETISCHER URIN

**So tricksen Kiffer
bei Polizeikontrollen**

Was sich zunächst wie ein Witz anhört, ist jedoch längst Realität: Die Firma CleanU (für Clean Urin, sauberer Urin) bietet in ihrem Warensortiment seit 2006 auch künstlichen Urin an. Dieser besteht laut Angaben des Herstellers zwar zu 100 Prozent aus synthetischen Stoffen, gleicht aber bei Tests dem menschlichen Urin bis ins letzte Detail. Natürlich fragt man sich zunächst, wofür man sich die Mühe macht, Pipi künstlich herzustellen, wo doch der eigene Körper täglich genug davon produziert. Doch bei näherem Hinschauen wird einem sehr schnell klar, dass dieser künstliche Urin für manchen Autofahrer sehr wohl von Interesse sein kann. Schon bei der Bewerbung des Produkts wird mit Attributen wie »mobil« und »immer griffbereit« auf den Einsatzort hingewiesen. Spätestens beim Zusatz »entspricht bei relevanten Tests den Parametern eines nüchternen Menschen« wird klar, dass hier bei Alkohol- und Drogenkontrollen gemogelt werden soll. Die behördlichen Urintests mit Drogenscreening besteht der künstliche Urin nämlich problemlos. Das Ergebnis ist negativ, und so gilt der Getestete als drogenfrei. Der vollsynthetische Urin wird in kleinen Beuteln geliefert, im Internet gibt es aber auch spezielle Boxershorts, in denen der kleine Beutel »CleanUrin« direkt enthalten ist. Das Produkt scheint mittlerweile sehr beliebt zu sein, Kommentare in entsprechenden Internetforen lassen darauf schließen, dass der Kunsturin regelmäßig bei Kontrollen auf deutschen Straßen zum Einsatz kommt. Von der Polizei wurden vermehrt Beutel mit dem Kunsturin sichergestellt, woraufhin die Besitzer auch zugaben, diesen zum Zweck der Täuschung mit sich zu führen. Wie so oft hinkt die öffentliche Hand wieder hinterher. Spricht man nämlich mit Laboranten, ist ihnen der Betrug mit künstlichem Urin oftmals nicht einmal bekannt. Selbst Polizisten bezweifeln oft, dass die Abgabe künstlichen Urins unter Aufsicht möglich sei, da man dabei doch sehr genau hinschaue. Doch auch hier ist der Alkohol- oder Cannabiskonsument der Polizei bereits einen Schritt voraus. Männer können sich über das Internet den »Screeny Weeny« bestellen: Einen künstlichen Penis, den man mit synthetischem Urin befüllen kann. Ein befragter Mediziner gab zwar an, dass spätestens unter dem Mikroskop künstlicher Urin von natürlichem zu unterscheiden sei. Allerdings werden Urinproben im Regelfall gar nicht unter dem Mikroskop untersucht.

30

SO URINIERT DIE WELT

Der hiesige Pinkler: Wie wir Deutschen die Welt desinfizieren

Das Schöne an uns Deutschen ist unsere Zuverlässigkeit. Egal, ob in Timbuktu oder am Horn von Afrika: Wenn wir zu Besuch bei Deutschen sind, können wir uns darauf verlassen, ein sauberes Klo vorzufinden. Warum ist das so? Die Antwort ist denkbar einfach und hat genau acht Buchstaben: Sagrotan!

Wir wachsen damit auf, bekommen von Mutti die Hände und alle anderen Körperteile abgewischt, bevor und nachdem wir aushäusig etwas angefasst haben. Das setzt sich später bei unseren eigenen Gewohnheiten fort. Kaum einer, der nicht ein kleines Fläschchen dieses Desinfektionswunders in seinem Reiseköfferchen mit sich führt. Egal, wo der Deutsche geht oder steht, Sagrotan ist unverzichtbar. Beim Toilettengang in einem Restaurant in Neapel: Sagrotan! Auf der Zugfahrt von Würzburg nach Innsbruck: Sagrotan! Nachdem man dem Stadtführer in Mumbai die Hand geschüttelt hat: Sagrotan! Vor dem Bezug des Hotelzimmers in Marrakesch: Sagrotan! Und diesbezüglich ist die Toilette natürlich ein ganz besonderer Ort. Wir würden niemals unsere Blase auf einem nicht zuvor desinfizierten Klo entleeren. Niemals! Wir Deutschen können den Gedanken nur schwer ertragen, dass zuvor ein anderer Mensch die gleiche Toilette benutzt, den gleichen Wasserhahn berührt oder im gleichen Bett geschlafen hat. Was aber in Hotels nun mal nicht selten der Fall ist! Aber müssen wir uns für diese Macke entschuldigen? Nein. Weder stören wir damit jemanden, noch tun wir etwas Unrechtes. Denn wenn wir uns schon aus unserem sterilen Zuhause entfernen, um 2000 Kilometer entfernt unseren Körpersaft einer fremden Kanalisation zuzuführen, dann wollen wir am nächsten Morgen nicht mit Genitalherpes oder einer eitrigen Zyste am Hintern aufwachen. Also, Sagrotanspray raus, die Brille großzügig einnebeln und zur Sicherheit noch ein paar Tempotaschentücher mit Lavendelduft kreisförmig auf der Brille verteilen. Und ganz wichtig: Nach Verrichtung der Notdurft noch mal Sagrotan auf die Hände sprühen und dabei bloß nicht die Zwischenräume zwischen den einzelnen Fingern vergessen! Schließlich haben wir in unzähligen Berichten im TV gesehen, dass sich gerade dort gefährliche Keime ablagern, was in seltenen Fällen sogar zur Amputation der betroffenen Gliedmaßen führen kann! Mit unserem karitativen Einsatz von Sagrotan schützen wir daher nicht nur unseren eigenen Hintern, sondern auch den unseres Nachfolgers auf der vormals kontaminierten Schüssel. Man könnte also sagen, dank unserer Sagrotanbesessenheit desinfizieren wir die Welt. Und denken Sie nur nicht, dass dies unbemerkt bliebe: Bei einem Gespräch mit einem Zimmermädchen in Hongkong antwortete dieses auf die Frage, welche Gäste ihr die liebsten seien, wie aus der Pistole geschossen: »Die Deutschen! Sie sind die einzigen Gäste, bei denen das Hotelzimmer nach dem Auszug sauberer ist als beim Einzug.« Gott schütze unser Vaterland und Sagrotan!

Der Japaner: Ich will doch nur sp(ie)ülen!

Der Gang zur Toilette: Eintreten, hinsetzen, fertig? Weit gefehlt – in Japan muss man schon vor der Tür aufpassen, nicht gegen die Regeln zu verstoßen. Das Klo mit Hausschuhen zu betreten wäre ein echter Fauxpas, schließlich stehen extra Toilettenschläppchen für den Besuch des stillen Örtchens bereit. Japaner unterteilen ihre Wohnung nämlich in »reine« und »unreine« Bereiche. Weil sich die Toiletten früher außerhalb des Hauses befanden, wurden beim Gang zur Toilette Schuhe getragen. Obwohl sich das WC mittlerweile in der Regel innerhalb der Wohnung befindet, gilt die Toilette als unrein. Daher schlüpft man also von den Hausschuhen in die Toilettenschuhe und auf dem Rückweg wieder von den Toilettenschuhen in die Hausschuhe. Ausgesprochen peinlich wird es allerdings, wenn man das Schuhewechseln vergisst und mit den unreinen Toilettenschuhen zurück ins reine Wohnzimmer schlurft!

Apropos stilles Örtchen: Still ist es dort in der Regel nicht – schließlich könnte ja sonst jemand von außen hören, wie es klingt, wenn wir unser Geschäft verrichten – und das scheint den Japanern peinlich zu sein! Anders ist es jedenfalls nicht zu erklären, dass etliche Badezimmer mit einer sogenannten Geräuscheprinzessin aufgerüstet wurden: Das Gerät ahmt das laute Rauschen einer Wasserspülung nach. Sehr praktisch, denn früher haben viele Frauen während des Toilettengangs kontinuierlich die Klospülung betätigt, um Geräusche der Körperfunktionen zu überdecken – was natürlich den Wasserverbrauch erheblich gesteigert hat.

Auch sonst gibt es bei der Benutzung einer japanischen Toilette einiges zu beachten. Als echtes Hightech-WC verfügt sie vermutlich über mehr Funktionen als ein Raumschiff. Das Modell mit den meisten Funktionen steht sogar im *Guinness-Buch der Rekorde*. Falls Sie dazu neigen, am Hinterteil zu frösteln, dürfte Ihnen die Sitzheizung gut gefallen – die allerdings den unerwünschten Nebeneffekt hat, dass sich Keime auf ihr ganz besonders gut vermehren. Nun ja, man kann nicht alles haben! Dafür bietet das japanische *washlet* noch viel mehr: Geruchsabsaugung, Klimaanlage, Warmluftgebläse, automatische Deckelöffnung (die, wenn man die japanische Toilette zum ersten Mal betritt, durchaus erschrecken kann). Es gibt sogar eine Massagefunktion. Wehe dem, der mit Magen-Darm-Problemen möglichst schnell das Klo aufsuchen muss, während der Vorgänger sich gerade ganz gemütlich den Hintern massieren lässt. Überhaupt lädt ein japanisches WC zum Verweilen ein. Schließlich gehört eine Waschfunktion zur Grundausstattung: Eine Düse, die, falls man den richtigen Knopf drückt, unter der Brille hervortritt und Wasser verspritzt. Für die »Analreinigung« und die »weibliche Wäsche«. Es gibt sogar Modelle mit vibrierenden und pulsierenden Wasserstrahlen, angeblich zur Vorbeugung gegen Hämorrhoiden, vielleicht steckt aber auch eine besondere, sexuell motivierte Vorliebe dahinter ... In den Genuss dieser vielversprechenden Funktionen kommt man allerdings nur, wenn man verstanden hat, wie man die Toilette bedient – und das kann bei den unzähligen Knöpfchen und Symbolen durchaus zur Herausforderung werden. Übrigens: Das absolute Gegenteil der japanischen Hightech-WCs sind die japanischen Hocktoiletten. Für die gibt es, im Gegensatz zur Hightech-Variante, unzählige Videoanleitungen im Internet. Besonders lustig ist das Video-Toiletten-Training für Kinder, in denen ein lächelndes und hüpfendes Kackwürstchen darauf hinweist, dass es Zeit ist, das WC aufzusuchen.

Der Russe: Der Hund unter den Pinklern

Bei unseren tierischen Mitbewohnern ist es ja nichts Ungewöhnliches, dass sie hier und da an den unterschiedlichsten Dingen ihr Bein heben: am Laternenpfahl, am Baum, Strauch oder auch mal an einem Autoreifen. Hier heben aber auch Menschen mal ihr Bein – oder besser: öffnen ihren Schlitz.

Sollten mehrere russische männliche Teilnehmer Ihrer Reisegruppe öfter mal um den Bus herumlaufen und an den linken Hinterreifen pinkeln – und zwar nur an diesen –, dann wundern Sie sich nicht! Diese Tradition hat ihren Ursprung in der russischen Raumfahrt: Juri Gagarin, der erste Mensch im All, verschwand nämlich kurz vor seinem Erstflug noch mal eben hinter dem Fahrzeug, das ihn zur Startrampe gebracht hatte, und erleichterte sich dahinter. Diese »Tradition« führen nun sämtliche Kosmonauten fort und nutzen den linken Hinterreifen, um, kurz bevor es losgeht, noch mal Wasser zu lassen.

Russen haben übrigens auch ein eigenwilliges Bild von den ausländischen Touristen. Jedenfalls gab es für die Besucher der Olympischen Spiele merkwürdige Regeln, was das Pinkeln auf den dortigen Toiletten anging. Ein Hinweisschild aus Sotschi zeigt: Gepinkelt werden muss im Sitzen, verboten hingegen ist es, sich sitzend vor der Toilette zu betrinken, auf der Toilette zu schlafen und, der Höhepunkt: im WC zu angeln. Nun ja, andere Länder, andere Sitten!

Der Amerikaner: Bitte nicht hinschauen!

Den amerikanischen Touristen erkennt man ohne größere Probleme schon an seiner Bekleidung. Gerne tritt er in Khakihosen, bunten T-Shirts (Motto: der letzte Bahamas-Urlaub oder die heimische Footballmannschaft) und weißen Sportschuhen auf. Ein farblich nicht abgestimmtes Basecap gehört hier ebenso dazu wie eine nicht überhörbare Talentfreiheit in Bezug auf fremde Sprachen. Oder haben Sie jemals einen US-Amerikaner perfekt Spanisch, Italienisch, Französisch oder gar Deutsch sprechen hören? Eben! Es klingt halt einfach immer nach US-Englisch mit einem wirren Akzent. Ansonsten ist der Amerikaner stets ein gut gelaunter, wenn auch leicht naiver Mitreisender. So stellt er auf Reisen gerne Fragen wie: Warum ist dieser schiefe Turm ausgerechnet nach einer Pizza benannt? Oder: Wo genau verläuft die deutsch-chinesische Grenze? Und wo zur Hölle befindet sich noch mal die Berliner Mauer in London? Ja, liebe Amis, diese Fragen könnt wirklich nur ihr stellen, ohne dass man euch dafür böse ist. Und ja, wir haben in Deutschland auch Schnee und Mobiltelefone, nur Hitler ist trotz eures ernst gemeinten Nachfragens wirklich nicht mehr an der Regierung. Na ja, manches kann man schon mal verwechseln. Solange man dem Amerikaner jedoch einen Eimer voll mit wässrigem Bier und einen ordentlichen Burger serviert, ist er handzahm und ein pflegeleichter Tourist. Einzig die Toilettenfrauen haben keinen Spaß mit den Amerikanern: Kleingeld fürs Wasserlassen berappen zu müssen ist in den USA unbekannt. Auch Wildpinkeln gehört nicht zu den Gepflogenheiten eines Amis. Pinkeln würde der Amerikaner niemals in der Öffentlichkeit. Das gilt dort als unhygienisch und zeugt von einer schlechten Kinderstube. Daher reagieren Menschen aus den USA auch leicht verstört, wenn sie andere Nationalitäten im Stau dabei erwischen, wie sie sich hinter der Leitplanke entleeren. Gepinkelt wird nur dort, wo man nicht gesehen wird!

Der Italiener: Ab in die Hocke

Auch wenn der Italiener sich grundsätzlich an die Standards der anderen europäischen Länder angepasst haben mag, was die öffentlichen Toiletten angeht, besteht hier doch oft noch Nachholbedarf. Deshalb gilt dort generell: Lieber keine öffentlichen Toiletten benutzen oder, wenn doch, Taschentücher parat halten, denn Klopapier ist hier Mangelware. Und: Besonders beliebt sind dort immer noch die sogenannten Hocktoiletten – und für alle, die diese zuvor noch nicht gesehen haben, ist dieser Besuch sicherlich ein Abenteuer. Zunächst sucht der Gast verzweifelt die Toilettenschüssel, weil er das Loch im Fußboden nicht als solches wahrnimmt. Das Klo besteht also aus dem besagten Loch, daneben finden sich zwei, meist geriffelte, Tritte für die Füße. Und diese Anlage hat, zumindest laut Angaben der Hersteller, einige Vorteile: Kein Kontakt der Haut des Benutzers mit einer eventuell verkeimten Oberfläche, eine leichtere Reinigung, und es gibt auch viel weniger Vandalismus: Ist es doch viel schwieriger, ein sich im Boden befindliches Loch zu zerstören, als eine Schüssel aus der Wand zu reißen. Toll! Na ja, und zum längeren Verweilen lädt dieser Ort auch nicht ein, es sei denn, man will seine Oberschenkelmuskulatur anstatt im Fitnessstudio auf der Toilette trainieren. Nun aber zur Nutzung, die, wie der Name schon sagt, in der Hocke stattfinden soll. Ein kleiner, aber alles entscheidender Tipp: Das Loch sollte sich direkt unter dem Hintern befinden und die Hose besser nur bis zu den Kniekehlen heruntergezogen werden, sonst könnte es unschöne Spuren auf dem Textil geben... Und nun Hose runter und los!

Der Engländer: Tollpatsch im Stehen

Der gemeine Engländer im Urlaub tritt vorwiegend in Rudeln auf und trägt seine nackte Oberkörperhaut gerne im dezenten Zinnoberrot am Strand spazieren. Denn wenn er sich nicht spätestens nach zwei Tagen Aufenthalt einen veritablen Sonnenbrand zugelegt hat, ist er kein Engländer. Erst mit verbranntem Bauch und einem Rücken, der an ein Manchester-United-Trikot erinnert, obwohl er gar kein Shirt trägt, ist er glücklich und zufrieden und fühlt sich im Urlaub angekommen. Gerne trägt der Engländer ein recht einzigartiges Lächeln zur Schau, bei dem die Zahnreihen durch Abwesenheit zu glänzen wissen. Jedoch ist er stets sehr kontaktfreudig und großzügig im Spendieren des einen oder anderen Pints. Frei nach dem Motto: *Cheers and god save the queen!* Generell ist der Engländer dem Alkohol ja nicht gerade abgeneigt, was zur Folge hat, dass er häufiger zur Toilette muss und die Koordinationsfähigkeit eingeschränkt ist. Das wurde auch einem britischen Touristen zum Verhängnis. Der Mann wurde nämlich im Hinterhof eines Hotels mit herabgelassener Hose tot aufgefunden. Offenbar hatte er es besonders eilig, hatte daher ein Fenster mit der WC-Tür verwechselt und war dabei kurzerhand in die Tiefe gestürzt.

Übrigens kann der Engländer mit der kontinentalen weiblichen Forderung, bitte im Sitzen zu pinkeln, überhaupt nichts anfangen. Diese Diskussion gibt es auf der Insel nicht. Dort stehen die Herren über dem Klobecken und pieseln los – und basta! Und aus dem Stand pinkeln sie nicht nur in Toiletten, sondern angeblich auch gerne in Mülleimer. Und das bringt uns zum nächsten Kapitel.

31

DIE TOP 10 DER PINKEL-SKANDALE

1. Justin Bieber:

Apropos Eimer: Coole Nummer, einfach mal in einen Putzeimer anstatt in die Toilette zu pinkeln. Und das nicht zu Hause, sondern in einem öffentlichen Restaurant. Das Ganze natürlich betrunken. So zumindest dachte wohl Popstar Justin Bieber, und seine Kumpel fanden die Aktion sogar so superwitzig, dass sie die Performance auch noch mit der Handykamera festhielten. Hinterher war Justin die Pinkelsause aber dann doch peinlich, und er entschuldigte sich per Twitter. Langfristig hat Justin das vom Öffentlich-Pinkeln aber nicht abgehalten: Nach einer Verhaftung einige Zeit später pinkelte er ungeniert in die Ecke seiner Gefängniszelle.

2. Kevin Großkreutz:

Schon ärgerlich, so eine Pokalfinalniederlage gegen den FC Bayern München! Da kann man ja mal ganz gepflegt vor Wut gegen eine Säule im Hotel pinkeln, dachte wohl der Dortmunder Profifußballer Kevin Großkreutz. »Ich war total frustriert nach dem Spiel. Ich hatte einen Blackout«, rechtfertigte er sich im Nachhinein. Es folgte eine ordentliche Geldstrafe und ein ernstes Gespräch mit Bundestrainer Jogi Löw und Teammanager Oliver Bierhoff. Großkreutz entschuldigte sich bei allen Beteiligten – Fall erledigt!

3. Gérard Depardieu:

Als Star hat man es wirklich nicht leicht: Da muss man doch – wie alle anderen auch – beim Start eines Flugzeugs auf seinem Platz sitzen bleiben. Das wollte Gérard Depardieu aber nicht einsehen und erleichterte sich, als die Stewardess ihn nicht zur Toilette ließ, kurzerhand in eine Flasche. Die war aber leider zu klein, sodass sie überlief. Der Abflug musste daraufhin verschoben und Monsieur Depardieu des Flugzeugs verwiesen werden. Er nahm es mit Humor und veralberte sich kurz darauf selbst in einem Video im Internet.

4. Ernst August von Hannover:

Legendär der Auftritt unseres Pinkelprinzen bei einem öffentlichen Expo-Besuch mit der monegassischen Fürstenfamilie. Er fuhr mit seiner Limousine vor und pinkelte charmant gegen die Wand des türkischen Pavillons. Es folgte eine Anzeige des Ordnungsamts, eine öffentliche Entschuldigung an das türkische Volk und ein riesiger Streit mit der *Bild*-Zeitung. Ein klassisches PPP-Dilemma: Pinkeln, Pöbeln, Prügeln.

5. Reto Felder:

In diesem Fall hat das Skandalopfer gar nicht selbst gepinkelt. Der Torhüter des Schweizer Vereins FC Muri nahm lediglich ganz ahnungslos einen Schluck aus seiner Trinkflasche – und was war drin? Pipi! Zunächst dachte er nur, die Sonne hätte das Getränk erwärmt, aber dann... Den fraglichen Urin hatte ein Fan des gegnerischen Vereins FC Baden gespendet. Die berüchtigten Baden-Fans fanden es witzig, der Klubpräsident sprach von einer »Geschmacklosigkeit«. Im wahrsten Sinne des Wortes...!

6. Bronson Pelletier:

Wir kennen den *Twilight*-Star als Anführer eines Wolfrudels, aber dass er seine animalischen Triebe auch im wahren Leben auslebt, hätten wir so nicht erwartet. In diesem Fall torkelte der Schauspieler sternhagelvoll durch die Wartehalle am Flughafen, holte vor versammelter Mannschaft seinen Pipimatz raus und entleerte seelenruhig seine Blase auf den Fußboden. Die Pinkelaktion wurde relativ schnell von einem Polizisten unterbrochen, der Bronson festnahm und abführte.

7. Robert Vietze:

Und mal wieder war der Alkohol schuld! Der US-amerikanische Nachwuchsskifahrer nahm auf dem Rückflug von einem Trainingslager mehr als einen Schluck zu viel. Daher schaffte er es auch nicht bis zur Flugzeugtoilette, stattdessen kam er nur fünf Reihen weit und pinkelte ein elfjähriges Mädchen an. Erst der Vater der Kleinen konnte seine Tochter vor dem schwer weggetretenen Robert in Sicherheit bringen. Der amerikanische Ski- und Snowboard-Verband hat Vietze daraufhin aus dem Team geworfen.

8. Ke$ha:

Es sind nicht nur Männer, die Pinkelskandale produzieren. Es gibt auch Frauen, und manche sind auch noch stolz drauf. Die amerikanische Sängerin urinierte in der Hocke und mit runtergelassener Hose mitten auf die Straße. Ein Foto davon postete sie über Twitter und schrieb dazu: »An die Polizei: Kommt und holt mich, wenn ihr mich findet! Ich hasse diesen Verkehr!« Auch eine Möglichkeit, gegen Stau zu demonstrieren, aber ob's hilft?

9. Paris Hilton:

Die Skandalnudel hat gleich mehrere Pinkelskandale zu bieten. Ein hawaiianischer Taxifahrer beschwerte sich darüber, La Hilton habe so betrunken auf der Rückbank gesessen, dass sie gar nicht gemerkt habe, dass sie sich ins Höschen gemacht hatte. Paris bestritt den Vorfall, der Taxifahrer drohte mit einer DNA-Probe aus dem Handtuch, mit dem er das Malheur beseitigt hatte. Ausgang unklar. Zuvor soll sie auch schon mal in eine Hotellobby gepieselt haben, und auch ihr Schoßhündchen hinterließ schon mal eine Pfütze in einem Geschäft in Beverly Hills. Da wollten wohl beide ihr Revier markieren!

10. Dieter Bohlen:

Nein, unser aller Dieter hat nicht selbst gepinkelt – dafür aber offenbar einer der Kandidaten bei *Deutschland sucht den Superstar*. Ein 18-Jähriger stellte sich mit einem nassen Fleck auf der Hose vor die Jury. Dieter kommentierte das Ganze mit dem Spruch: »Lieber Cholera auf dem Pipimann als deine Stimme.« Das fand der Vater des Jungen überhaupt nicht witzig und drohte mit einer Klage. Apropos RTL: Im *Dschungelcamp* sorgte Schauspiellegende Helmut Berger für ein Pipi-Gate, der alternde Beau hatte nämlich keine Lust auf das Dschungelklo und pinkelte einfach ins Camp.

32

PINKEL-STRAFEN

**Was kostet Pipi-Machen
in der Öffentlichkeit?**

Die genannten Promis haben es vorgemacht, das Pinkeln in der Öffentlichkeit – und damit sind sie nicht die Einzigen. Tja, aber was soll man tun, wenn gerade keine Toilette in der Nähe oder die Pipi-Box besetzt ist? Der eine oder andere wird sich sicher denken: Na und? Dann erleichtere ich mich eben schnell mal und hoffe, dass mich keiner sieht. Besonders problematisch ist das in den Oktoberfest- und Karnevalshochburgen München, Mainz oder Köln, wo während der Festivitäten Hunderttausende auf die Straßen strullen – schließlich drückt der erhöhte Alkoholkonsum ja den Narren und anderen Feierwilligen besonders auf die Blase. Blöd ist das nur für die anderen, die weder sehen noch riechen möchten, was ein Wildpinkler da so von sich gegeben hat.

Apropos, warum stinkt alter Urin eigentlich so penetrant? Das liegt daran, dass der Harnstoff nach einiger Zeit von Bakterien zu Ammoniak umgewandelt wird, und der hat den bekannten stechenden oder beißenden Geruch. Deshalb riechen auch ungeputzte Toiletten so unangenehm.

Aber zurück zum Urinieren in der Öffentlichkeit: Auch die Behörden in den Karnevalshochburgen hatten irgendwann keine Lust mehr auf das ständige Gepinkel und haben daher die Strafen erhöht: Mit 75 bis 200 Euro (plus 25 Euro Bearbeitungsgebühr) kann das wilde Pinkeln richtig teuer werden.

Besser kommt man hingegen in Berlin weg: Dort setzt es nur ein Verwarnungsgeld von 20 Euro – so günstig kann man sonst nirgendwo in Deutschland im Freien urinieren! Hat die

Hauptstadt ein Herz für Wildpinkler? Oder sind die Berliner Behörden vielleicht einfach nur zu faul, ein aufwendiges Bußgeldverfahren einzuleiten?

Es gibt auch Städte wie Heidelberg oder Kassel, die schauen, wie beratungsresistent die Übeltäter sind. Wer erstmalig bei der Blasenentleerung auffällt, muss ein Bußgeld von 50 Euro berappen, Wiederholungstätern droht eine Strafe von 70 bis 100 Euro. Und interessant wird es auch in Bremerhaven, dort unterscheiden die Behörden zwischen Pinkeln in nüchternem Zustand oder unter Alkoholkonsum. Wenn sich der Betroffene auffällig verhält, wird er zum Blasen gebeten und muss, wenn er zuvor Alkohol getrunken hat, nicht mehr nur 25 Euro Strafe fürs Wildpinkeln zahlen, sondern 70.

In Hannover, der Heimat des Pinkelprinzen, ist das Wildpinkeln trotzdem deutlich teurer. Vielleicht, weil der Prinz mit so schlechtem Beispiel voranging? Dort kann es bis zu 5000 Euro kosten, die Blase in der Öffentlichkeit zu entleeren.

Hannover ist allerdings nicht die einzige Stadt, die drakonische Strafen bis zu 5000 Euro verhängt: Das kann man auch in Erfurt, Stuttgart und Kaiserslautern erleben. Allerdings nur bei besonders schweren Vergehen. Was immer das sein soll ... Übrigens, wenn Sie wissen wollen, wie viel das Urinieren im Freien in Ihrer Stadt kostet: Es gibt einen offiziellen Bußgeldkatalog für Wildpinkler.

33

TRINKEN UND PINKELN IM DAUERFEUER

**Ayurveda-Kur im Test:
Jules Selbstversuch –
macht ständiges Pinkeln
schöner?**

Weil wir armen Großstädter aber auch immer so gestresst sind, ist es hin und wieder Zeit für ein bisschen Entspannung und Entschlackung. Trinken spielt beim Entgiften ja eine große Rolle. Für mich Grund genug, eine Ayurveda-Kur zu machen. Schließlich gehört es zu den Grundprinzipien einer solchen Kur, über den Tag verteilt zwei bis drei Liter heißes (!) Wasser zu trinken. Na, herzlichen Glückwunsch und Prost! Ich kann mir nichts Schöneres vorstellen... Und überhaupt, das mal gleich vorweg gesagt: Ein reiner Wellness-Urlaub ist das nicht. Es sei denn, man hätte eine Vorliebe für Abführmittel und bittere Pillen, aber die Geschmäcker sind ja verschieden!

Gesagt – getan, es geht ins Hotel Lanka Princess auf Sri Lanka. Dort wird die mehr als 5000 Jahre alte Lehre des Ayurveda noch ganz ursprünglich angewendet.

Aber werden zwei Wochen Kur ausreichen, um die Spuren des wilden Nachtlebens der vergangenen Monate zu tilgen? Alkohol, Zigaretten, ungesundes Essen – werden diese angesammelten Gifte in Nullkommanix entschwinden? Ich gebe die Hoffnung nicht auf. Bevor es losgeht, muss ich alle meine Beschwerden auf einen Zettel schreiben, in meinem Fall sind das gelegentlich auftretende Rückenschmerzen, eine verstopfte Nase und Probleme mit der Schilddrüse. Dann geht es zur ärztlichen Untersuchung beim Ayurveda-Arzt, der meine Liste vorher nicht zu sehen bekommt. Stattdessen blickt er mir tief in die Augen, betrachtet meine Hände, lässt mich die Zunge rausstrecken und stellt mir hier und da ein paar Fragen.

Dann kommt das Wichtigste: Er misst meinen Puls! Immer wieder kneift der Arzt die Augen zusammen und schüttelt mit dem Kopf, konzentriert sich wieder, guckt skeptisch. Ob es schon alsbald mit mir zu Ende geht? Ich bin etwas beunruhigt und doch fasziniert, als der Doc mir im Anschluss all meine Beschwerden auf den Kopf zusagt: eine irritierte Schilddrüse, Verspannungen im Nacken, eine verstopfte Nase und viel zu viel Stress.

Außerdem bin ich ein Vata-Pitta-Typ. In der Lehre des Ayurveda werden die Menschen in drei Typen eingeteilt: Vata, Pitta oder Kapha. Vata steht dabei für Äther und Luft, Pitta stammt vom Feuer ab, und beim Kapha spielen die Elemente Erde und Wasser eine große Rolle. Bei einem gesunden Menschen sollten alle drei sogenannten Doshas im Einklang sein, doch weil wir gestressten Europäer dazu neigen, ruhelos, ungeduldig, unzufrieden oder lethargisch zu sein, deutet das darauf hin, dass unsere Lebensenergien leider nicht im Einklang sind. Unsere Gesundheit hängt ebenfalls davon ab, ob wir dazu fähig sind, sowohl unser Essen als auch unsere Erlebnisse und Emotionen vollständig zu verdauen. Ist das nicht der Fall, sammeln sich Giftstoffe – sogenannte Ama – in unserem Körper an und machen uns krank. Dabei geht es auch um unsere Verdauungskräfte, Agni, das Feuer, genannt. Wenn es gesund und stark ist, produzieren wir gesundes Gewebe, eliminieren Abfallprodukte, und auch die Psyche bleibt gesund.

Der Arzt verschreibt mir eine spezielle Diät, das heißt, er empfiehlt mir, mich meinen Doshas gemäß zu ernähren, ich bekomme ayurvedische Medizin und eine ganze Menge Anwendungen. Und, was ich wirklich spannend finde: Der Arzt sagt, ich soll während des Essens nicht trinken. Sehr ungewöhnlich für uns Westler, wo doch ein schönes Bier oder ein

Gläschen Wein und die obligatorische Flasche Wasser zum Essen dazugehören. Doch seine Begründung: Zu viel Flüssigkeit verdünnt die Magensäfte, die aber für die Verdauung der Speisen vonnöten sind, daher würde die Verdauung durch zu reichliches Trinken geschwächt – klingt irgendwie logisch. Außerdem lerne ich, dass frisches Kokoswasser ausgesprochen gesund ist, aber auf keinen Fall nach zwölf Uhr mittags getrunken werden soll, da Kokoswasser kühlend wirkt und wir uns im Lauf des Tages eher wärmen sollen.

Apropos Trinken: Ich gehe also immer wieder zu dem von den Assistenten bestückten Rollwagen, auf dem sich Thermoskannen mit heißem Wasser befinden. Eine Tasse, noch eine Tasse und eine weitere Tasse. Schon nach dem ersten Tag kann ich heißes Wasser nicht mehr sehen. Außerdem muss ich natürlich ständig auf die Toilette. Ich frage mich, wie die Leute das handhaben, die regelmäßig zwei bis drei Liter am Tag trinken. Können die überhaupt noch arbeiten? Und bekommen sie Kilometergeld für die ständige Rennerei?

Herrlich hingegen sind die unterschiedlichen Massagen. Ob Kopf, Füße, Rücken oder Ganzkörper, jeden Tag gibt es mehrere Anwendungen, und das kommt meinem Bedürfnis nach Wellness nun doch sehr entgegen. Bei jeder Massage wird ein auf meinen Dosha-Typ abgestimmtes Öl verwendet oder aber spezielle Kräuterstempel, die sehr angenehm riechen. Auch die Synchronmassage, bei der zwei Masseure synchron an meinen Füßen, Beinen, Rücken und Armen entlangstreichen, tut mir gut. Nur der Gedanke daran, was den Männern wohl so durch den Kopf geht, während sie mich mit Öl einreiben, lässt mich wieder etwas unruhig werden, aber das ist eine andere Geschichte.

Meinen Tag verbringe ich in einem Dreieck zwischen der Toilette, dem Restaurant und den Behandlungsräumen. Für alles andere bin ich viel zu schlapp. Allmählich merke ich, wie mein Körper sich entspannt und offenbar ein gigantisches Schlafdefizit ausgleichen muss. Ich schlafe und schlafe und empfinde es auch nicht als langweilig, über Stunden auf der Liege im Palmengarten zu ruhen, in den Himmel zu starren und einfach vor mich hin zu vegetieren. Wobei... über Stunden... dazwischen gehe ich natürlich immer wieder auf die Toilette. Und das ständige Hin und Her schmälert meine Entspannung etwas.

Und das ist nicht das einzige Problem. Jetzt komme ich zu den unschöneren Erlebnissen während der Kur: Eine Entgiftung betrifft natürlich auch den Darm. Und so steht am siebten Tag etwas Unschönes, aber durchaus Menschliches an: Abführen. Es gibt eine Tasse mit übel riechender Medizin, die zur Folge hat, dass ich die halbe Nacht auf der Toilette verbringe. Ein Albtraum – so sieht ein perfekter Urlaub nicht aus! Aber wer anständig entgiften will, muss da durch! Und wo wir schon mal bei den Körperflüssigkeiten sind: Auch die Nase ist dran. Beim Nashya, einer Nasenreinigung, gibt es ein spezielles Öl, das ich hochziehen muss, außerdem soll ich an einer Art Räucherkerze riechen und danach die Flüssigkeit, die mir den Rachen entlangläuft, auf keinen Fall schlucken, sondern ausspucken. Ach, diese Beschäftigung mit dem eigenen Körper – schön ist das nicht immer!

Aber danach geht es aufwärts: An die zwei Tassen Wasser direkt nach dem Aufstehen habe ich mich mittlerweile gewöhnt. Die sollen den Stoffwechsel anregen, und auch der extrem bitterscharfe Verdauungstrunk, der aussieht wie dreckiges Moorwasser und vor den Mahlzeiten gereicht wird, geht mittlerweile runter, als hätte ich in meinem Leben nie etwas anderes getrunken. Das ständige Pinkeln habe ich resigniert akzeptiert. Und dass wir »Patienten« den ganzen Tag in klinisch anmutenden Ayurveda-Kitteln rumlaufen, vom Öl fettige Haare haben und grüne Turbane auf dem Kopf tragen, kommt mir nach ein paar Tagen völlig normal vor. Wichtig bei der Ayurveda-Kur ist auch: Shirodhara – der Stirnguss. Dabei liege ich eine halbe Stunde lang auf dem Rücken auf einer Liege, den Kopf etwas zurückgeneigt, ein warmer Strahl Öl läuft mir von links nach rechts über die Stirn. Was zunächst angenehm ist, wechselt zwischendurch zu einem Gefühl von leichtem Wahnsinn, ich bekomme Kopfschmerzen, die aber wieder verschwinden. Der Sinn: Entspannung und Beruhigung des Nervensystems. Frei nach dem Motto: Steter Tropfen höhlt den Stein. Wenn nur der ständige Harndrang nicht wäre ...

Es geht grundsätzlich um den Blick auf das Wesentliche und um eine gesunde Portion Egoismus – das Beschäftigen mit sich selbst. Auf den eigenen Körper hören, Harmonie finden, sich entspannen und verzichten: Alkohol, Kaffee, rotes Fleisch und Zucker sind verboten, stattdessen gibt es zum Frühstück Reisbrei, Haferschleim, Obst und viel Tee, zum Mittag- und Abendessen viel Gemüse, Currys, Fisch, Suppen und ayurvedische Nachspeisen, die nur mit Honig gesüßt sind. Ich muss zugeben, das gesunde Essen ist köstlich, und nach ein paar Tagen vermisse ich weder Alkohol noch Kaffee, und auch auf rotes Fleisch kann ich prima verzichten.

Allerdings gibt es auch extreme Tiefpunkte. Ich kann die Toilette definitiv nicht mehr sehen! Manchmal sind die Kopfschmerzen unerträglich, ich fühle mich verspannt, will weder

Wasser noch sonst etwas trinken, auch der Tee schmeckt mir nicht mehr. Außerdem habe ich Hunger, die fehlenden Kohlehydrate tun ihr Übriges. Und mir ist langweilig, gleichzeitig fühle ich mich schlapp. Ob das der Entgiftungsprozess ist?

Am zehnten Tag geht es mir wieder besser, die Lebensenergien kommen zurück, die Kopfschmerzen sind weg, und auch das Wassertrinken ist nicht mehr so schlimm. Wir fahren zum Meditieren auf eine Insel, und ich habe tatsächlich endlich das Gefühl, wirklich runterzukommen. Ich schlafe gut, fühle mich erholt und gesund.

Am Ende der zwölf Tage muss ich erneut zum Arzt, der wieder meinen Puls fühlt, feststellt, dass es mir besser geht, aber ganz im Lot sind meine Doshas immer noch nicht. Ich soll auch zu Hause noch an der ayurvedischen Lebensweise festhalten. Zur Belohnung geht es in ein Blumenbad – der krönende Abschluss der Kur.

Es ist mehr als ungewöhnlich, den Ayurveda-Kittel wieder gegen normale Kleidung zu tauschen und von den Badelatschen wieder in schicke Schuhe zu steigen. Ich fühle mich gut, meine Haut sieht prima aus. Das viele Wasser scheint durchaus hilfreich zu sein, und auch der Verzicht auf Ungesundes hat sich wirklich gut angefühlt. Dennoch, am Abend des zwölften Tages bin ich mehr als happy, endlich einen Hummer und ein Glas Champagner bestellen zu dürfen! Und mit dem intus gehe ich auch gerne pinkeln!

34

NUTZLOSES WISSEN (TEIL 5)

Der Kiez pinkelt zurück

Für die einen hat Urin eine heilende Wirkung – für andere eher eine zerstörende. Die Hamburger können ein Lied davon singen. Gerade bei steigendem Alkoholpegel sinkt die Hemmschwelle, was das Wildpinkeln in der Hansestadt angeht. Das sorgt nicht nur für unangenehme Gerüche, sondern auch für morsches Mauerwerk, denn die Hauswände nehmen langfristig Schaden durch die Pinkelpausen der Partypeople. Die Bewohner des Stadtteils St. Pauli haben die Nase voll und schlagen zurück. Der Plan: Die oft zum Pinkeln missbrauchten Wände werden mit einem Speziallack und einem Warnschild versehen: Wer trotzdem dagegenpinkelt, erlebt sein blaues Wunder. Oder besser: sein gelbes. Denn der Lack sorgt dafür, dass der Urin abprallt und zurückgeschleudert wird. Und das bedeutet für den Pinkelgangster eine nasse Hose und feuchte Schuhe. Der Lack stammt übrigens aus dem Schiffsbau und wurde von einer amerikanischen Firma entwickelt. Der »Ultra Ever Dry« bildet eine Nano-Beschichtung und soll alle Flüssigkeiten abweisen und somit dafür sorgen, dass die Flüssigkeit nicht mehr ins Mauerwerk eindringen kann. Einziges Problem: die Kosten. Eine Fläche von rund sechs Quadratmetern kostet angeblich um die 500 Euro – aber vielleicht bekommen die Hausbesitzer ja einen Pipi-Rabatt!

35

PARURESIS / UROPHOBIE

Die Angst vorm Wasserlassen

Die Liste von menschlichen Angststörungen ist lang und unergründlich. Eine davon nennt sich Paruresis oder auch Urophobie, und man würde sie umgangssprachlich wohl als Stotterpinkeln oder schüchterne Blase bezeichnen. Wobei dies auch nicht ganz stimmt, denn es kann ganz verschiedene Abstufungen dieser Störung geben. Vom Stotterpinkeln über eine unvollständige Blasenentleerung bis hin zum kompletten Versagen des Organs, sodass man überhaupt nicht pinkeln kann. Meist werden die Betroffenen jedoch nur auf öffentlichen Toiletten von diesem Phänomen geplagt oder wenn sich andere Personen mit im selben Raum befinden. Die Störung zeigt sich meist in der Pubertät und kann sowohl psychische als auch physische Ursachen haben.

Ist die Ursache physisch, spannt der Patient den quer gestreiften Muskel der Harnröhre zu stark an, um so den Urin vermeintlich nach außen zu drücken. Doch leider passiert durch dieses starke Pressen genau das Gegenteil. Der Muskel wirkt dann nämlich, ähnlich dem Schließmuskel im Anus, der Urinabgabe entgegen. Dieser Muskel ist übrigens auch für die rhythmischen Kontraktionen beim männlichen Orgasmus entscheidend und sorgt so für den Transport des Spermas. Ihn einfach stillzulegen wäre aber die falsche Lösung. Es bietet sich vielmehr autogenes Training an, um so wieder die Kontrolle über den Muskel zu erlangen.

Die psychische Variante ist weiter verbreitet und dürfte vielen Lesern aus eigener Erfahrung bekannt sein. Man pinkelt nicht gerne auf fremden Toiletten. Doch es gibt noch weitere Problematiken. Viele Menschen hatten in ihrer Pubertät

Negativerlebnisse, die das spätere Urinieren auf öffentlichen Toiletten zum Problem werden ließen. Das konnte Stress in der Schule gewesen sein, Streit in der Familie, Minderwertigkeitskomplexe und Ähnliches. Ging man danach auf die Toilette und konnte nicht Wasser lassen, verknüpfte das Unterbewusstsein das negative Erlebnis mit der Anspannung der Harnröhre. Die Folge: Der Mechanismus funktioniert nicht mehr.

Man kennt dieses Phänomen bereits aus der Konditionierung von Tieren. Sie kennen vielleicht die Forschungsreihe, bei der Hunde immer das Läuten eines Glöckchens hörten, bevor man ihnen Futter gab. Irgendwann klingelte man nur noch mit dem Glöckchen, und die Tiere bildeten trotzdem automatisch Speichel, so, als würden sie tatsächlich Futter vor sich stehen haben: Das nennt sich Pawlow'scher Reflex.

Ähnlich verhält es sich mit dem Paruresis-Syndrom: Sobald die Betroffenen eine Toilette betreten, fühlen sie sich unter Druck gesetzt und haben Versagensängste. Sie fürchten beim drohenden Versagen der Blasenfunktion Häme und Spott. Männer leiden dazu meist noch unter der Vorstellung, dass es als wenig männlich gilt, wenn man am Pissoir nicht wie ein Pferd strullern kann.

Obwohl fast jeder Mensch schon einmal ähnliche Erfahrungen gemacht hat, ist Paruresis ein Thema, über das geschwiegen wird, da die Schamgrenze extrem hoch ist. Aber: Autogenes Training oder Gespräche mit einem Arzt oder Therapeuten können helfen! Öffnen Sie sich also, damit sich Ihre Blase ebenfalls wieder öffnen kann ...

36
URIN-
PHILOSOPHEN

Kreativität an Toilettenwänden:
Klo-Graffiti und Sprüche

Beim Pinkeln outen sich die wahren Philosophen. Bei der Recherche zu diesem Buch haben wir diverse Kantinentoiletten von großen Firmen besucht. Hier scheinen die Mitarbeiter, entgegen ihren sonstigen Gewohnheiten, sehr kreativ zu sein. Also, in der nächsten Mittagspause nichts wie auf die Firmentoilette und künstlerisch aktiv werden! Hier eine kleine Auflistung von Sprüchen, die an Kantinen-Klowänden zu lesen waren und Rückschlüsse auf die Charaktere der Mitarbeiter zulassen:

× »Steter Tropfen nässt das Bein« (der Betröppelte).
× »Der letzte Tropfen fällt nicht weit vom Stamm« (der Biologe).
× »... für die einen ist es Klopapier, für die anderen die längste Serviette der Welt« (der Marketingexperte).
× »Ich tropfe – also bin ich« (der Philosoph).
× »Here I stand and hesitate, shall I piss or masturbate« (der Sexist).
× »To pee or not to pee, that's the question« (der Shakespeare-Fan).

Auf dem Klo hat man Zeit und Muße: So findet man unter Hinweisschildern wie »Bitte benutzen Sie die Klobürste« gerne schon einmal den handgeschriebenen Zusatz »Ist mir zu hart«. Egal, ob auf Firmentoiletten, öffentlichen Pissoirs oder WCs in Restaurants, überall ist die Verlockung groß, sich zu verewigen. Hier eine weitere Auflistung genialer Geistesblitze, die wir an Klowänden gefunden haben:

- × »Anschiss ist die beste Verteidigung« (der Stratege).
- × »Nicht alles, was stinkt, ist Chemie« (der Belehrende).
- × »Eigenlob stinkt, aber hier riecht's auch nicht nach Flieder« (der Enttäuschte).
- × »Männer sind wie Klobrillen: Entweder besetzt oder beschissen« (die Enttäuschte).
- × »Ich stinke – also bin ich« (der Philosoph).
- × »Here I sit, I'm broken hearted, I came to shit and only farted« (der Freak).

Die meisten von uns haben beim Pinkeln schon einmal diese Graffitis und Sprüche auf den Wänden begutachtet oder sich gar schon selbst verwirklicht und einen schlauen Spruch hinterlassen. Besonders auf Schultoiletten finden sich viele Schöpfungen dieser Art. Eine Initiative aus Duisburg, bestehend aus Schülern, Eltern, Lehrern und Reinigungskräften, hat sich diesem Thema gewidmet und interessante Zahlen und Fakten zusammengetragen. Wie beurteilen die Schüler ihre Toiletten? Stören sie die Kritzeleien an den Wänden? Wer schreibt was an die Wände, und welche Themen werden angesprochen? Und welches Werkzeug ist am beliebtesten? Um dies herauszufinden, wurde von der Initiative schulklo. de eine Umfrage an Realschulen in Duisburg durchgeführt. Es wurden anonyme Fragebögen verteilt und anschließend ausgewertet. Von den Teilnehmenden waren knapp mehr als die Hälfte weiblich und circa 45 Prozent männlich. Die Schüler waren im Alter von 13 bis 18 Jahren, wobei die Hälfte mindestens schon einmal an die Wände von Toiletten geschrieben oder gemalt hatte.

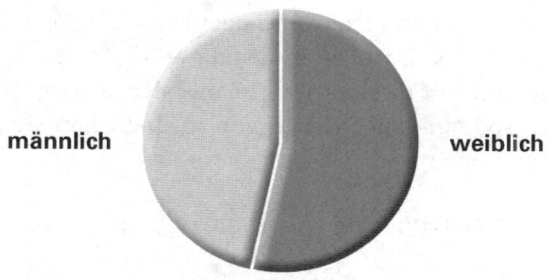

männlich   weiblich

Die Themen der Graffiti sind breit gefächert. Sie befassen sich mit Fragen zu Politik und Religion, es geht um Spott und auch Gewalt, auch Beziehungsfragen und Drogenprobleme werden behandelt. Mit geringem Abstand liegen Unsinn, Sex und Antworten auf andere Kritzeleien bei der Themenwahl vorn. Die Schüler teilen sich über die Klo-Graffiti mit und können durch die Anonymität auch Tabuthemen ansprechen.

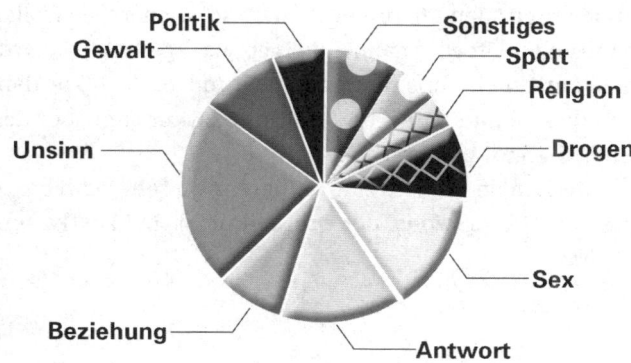

Es wird häufiger gemalt als geschrieben. Wenn geschrieben wird, handelt es sich um Slogans. In Mädchentoiletten hingegen werden häufig Antworten auf zuvor gestellte Fragen gegeben. Aber auch Namenskürzel oder Logos werden von den Schülern erdacht. Dabei entstehen diese Graffiti meist, ohne dass die Künstler dies vorher geplant oder überlegt hätten, sondern spontan, angetrieben von jugendlichen Gefühlen und Emotionen.

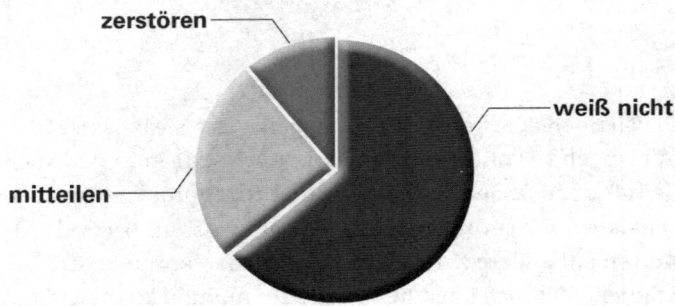

Die meisten Jugendlichen wollen die Toiletten nicht zerstören und empfinden ihr Tun auch nicht so, sondern sie wollen sich mitteilen. Oft wird gar nicht länger nachgedacht, die Kritzeleien entstehen ohne besonderen Grund, einfach aus dem Augenblick heraus, und die Kommunikation steht bei den Jugendlichen im Vordergrund.

Die Größen der Kunstwerke variieren von sehr klein bis zu größer als DIN A4, wobei der Großteil nicht mal Postkartengröße hat.

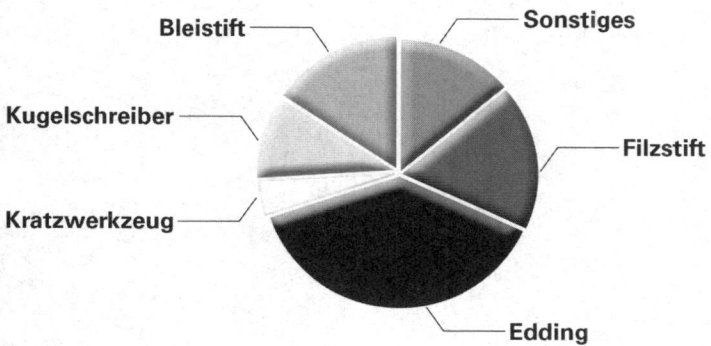

Es werden verschiedene Schreibutensilien verwendet, bevorzugt lange, haftende Stifte wie Eddings und andere Filzstifte. Sie garantieren dem Verfasser, dass sein Produkt länger bestehen bleibt und so auch von anderen länger wahrgenommen wird.

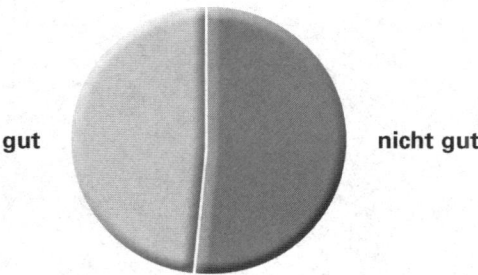

Über die Hälfte der Befragten fanden bemalte Toilettenwände nicht gut. Der Grund dafür könnte sein, dass durch das Bemalen aller Flächen ein Eindruck von Unsauberkeit entsteht. Die oft lustigen Sprüche dagegen werden von den Schülern gemocht, sie gäben den Toiletten eine persönliche Note, geprägt durch die Schülerschaft.

37
NUTZLOSES WISSEN (TEIL 6)

Die Superschüssel

Wer geht schon gerne aufs Klo, wenn es bei einem Finalspiel gerade spannend wird? Eben, niemand! Das ist beim größten Einzelsportereignis der Welt, dem Superbowl, natürlich nicht anders. Der Superbowl sorgt alljährlich für Superlative. Allein ein 30-Sekunden-Werbespot während des Spiels kostet 2,7 Millionen Dollar. Und auch was das leibliche Wohl angeht, gibt es Rekordzahlen zu vermelden. Allein Pizza Hut verkauft dabei nach eigenen Angaben 16 Millionen Pizzastücke. »Das ist der geschäftigste Abend im ganzen Jahr«, sagt Luke DeRouen, Pressesprecher von Pizza Hut. »Mit der Menge an Pizza, die wir da verkaufen, könnte man den Weg zur Spitze des Mount Everest 80-mal auslegen!« Dazu kommen unglaubliche Mengen an Getränken.

Und was reinläuft, das will auch wieder raus... Aber doch nicht während des Spiels! Also wartet die ganze Nation auf den Halbzeitpfiff. Und genau hier lauert die Gefahr: Da bei der Übertragung des Finalspiels in den USA jährlich Millionen Fans vor den Fernsehern sitzen, wenn die beiden besten Teams aufeinandertreffen, bittet die National Football League (NFL) die Zuschauer stets, nicht alle zu Beginn der Halbzeit die Toiletten zu benutzen, da es in wasserarmen Gebieten sonst zu einem kurzfristigen Zusammenbruch der Wasserversorgung kommen und der Superbowl zum Supergau würde. Vielleicht heißt das Ereignis ja auch deshalb Superbowl – also Superschüssel?

38
URIN IN DER KUNST

Manneken Pis und Co.

Der gelbe Saft hat die Menschen seit jeher fasziniert. Beschreibungen und Darstellungen von urinierenden Personen finden sich seit Jahrhunderten auf verschiedensten Zeichnungen und Fotografien wieder. Auch die großen Künstler haben sich mit diesem Thema stets befasst. Rembrandt malte beispielsweis eine urinierende Bauersfrau, und auch Picasso setzte mit seinem Werk »La pisseuse« aus dem Jahr 1965 einer urinierenden Frau ein Denkmal. Fotobände zu diesem Thema findet man ebenfalls zuhauf. Erwähnt seien hier nur die bekanntesten Werke von Claude Fauville, Amanda James und Paul Compton.

»Manneken Pis – der kleine Pisser«

Was für viele ein Schimpfwort, ist für diesen jungen Mann ein Kosename. Der liebenswürdigste und bekannteste kleine Pisser steht in Brüssel. Das *Manneken Pis*, was so viel wie »kleiner wasserlassender Mann« heißt, ist eine Brunnenfigur des Künstlers Hieronimus Duquesnoy und stammt aus dem Jahre 1619. Die Skulptur ist aus Bronze und 61 Zentimeter hoch. Das Wahrzeichen der Stadt stellt einen kleinen Jungen dar, der als Brunnenfigur ins Wasser pinkelt und dadurch seit jeher Touristen und Einheimische belustigt. Die Figur ist so beliebt, dass sie bereits mehrfach gestohlen wurde. Das Original befindet sich daher aus Sicherheitsgründen im Stadtmuseum, dem Maison du Roi. Bereits im Jahr 1450 wurde eine Figur des Namens »Manneken Pis« in den Stadtarchiven erwähnt, was nicht verwundert, da zur damaligen Zeit sehr gerne solche Brunnenfiguren den Einheimischen als Trinkwasserspender dienten. Übrigens wird die Figur zu verschiedenen Anlässen auch gerne kostümiert. An Spieltagen der belgischen Nationalmannschaft zum Beispiel mit dem passenden Trikot, am Geburtstag von Elvis Presley oder Wolfgang Amadeus Mozart in entsprechender Verkleidung. Besonders schön wird es am Welt-Aids-Tag, dann bekommt der kleine Pullermann ein Kondom verpasst.

39
SPRICHWÖRTER

Woher stammen die zahlreichen Sprüche, die wir im Alltag benutzen und deren Herkunft wir meist nicht kennen? Wir haben uns auf die Suche gemacht und waren erstaunt, welchen Ursprung so manches Sprichwort rund um Urin und Toilette hat.

Ich hab's im Urin

Schon seit jeher haben Ärzte den Urin zur Diagnose von Krankheiten begutachtet. Bei der Untersuchung wurden dabei Faktoren wie Farbe, Geruch, Dichte und Geschmack überprüft. Änderten sie sich, konnte man Rückschlüsse auf die unterschiedlichsten Krankheiten ziehen. So wurden zum Beispiel auch Krankheitsbilder wie Diabetes mellitus benannt, was sinngemäß »honigsüßer Durchfluss« bedeutet.

Auch heute noch werden Schwangerschaftstests mithilfe von Urin durchgeführt, und auch Krebserkrankungen sind durch eine Urinuntersuchung zu erkennen, noch bevor Tumoren auffallen. Daher verwendet man den Ausspruch »Das habe ich im Urin«, wenn man etwas kommen sieht, das noch nicht eingetroffen ist.

Geld stinkt nicht

Man kennt das ja von den Politikern: Es werden Steuern erhöht oder gänzlich neue erfunden! Nicht nur, dass wir noch immer die Schaumsteuer aus dem Jahr 1902 zahlen, die von Kaiser Wilhelm auf Sekt erhoben wurde, um den heutigen Nord-Ostsee-Kanal zu finanzieren. Nein, unsere Politiker sind sich seit jeher für nichts zu schade. Und schon zu früheren Zeiten waren Politiker kaltblütig genug, um wirklich auf jeden Scheiß eine Steuer zu erheben. Und das kann man wörtlich nehmen!

So erließ der römische Kaiser Vespasian, der von 69 bis 79 nach Christus regierte, eine Urinsteuer, um die leeren Kassen aufzufüllen. Damals wurden die öffentlichen Verrichtungsanlagen stark von der Bevölkerung genutzt, man stellte sogar an belebten Straßen amphorenartige Urinale auf, um den Rohstoff Urin zu sammeln. Besonders die Gerber betätigten sich als Urinsammler, da sie ihn brauchten, um damit ihr Leder zu gerben, zu färben oder zu reinigen, da das Ammoniak im Harn den Schmutz hervorragend entfernte. Von nun an musste jeder Bürger Roms also für seine Verrichtung in den Bedürfnisanstalten ordentlich – äh – abdrücken. Nicht jedermann war jedoch davon so begeistert wie der Kaiser selbst. Vespasian zog durch die anrüchige Steuer sogar den Unmut seines Sohnes Titus auf sich. Der fand die Urinsteuer gar nicht toll, da man sich dadurch dem Spott und der Häme der Leute aussetzte. Er geriet mit seinem Vater darüber immer wieder in Streit. Der Kaiser geriet einmal so in Rage, dass er kurzerhand seinem Sohn das eingenommene Geld unter die Nase hielt und ihn fragte, ob es stinke. Schließlich sei es ja durch die Toilettengänge der ganzen Stadt in die Kassen gespült worden. Natürlich stank das Geld nicht, wie der Sohn zugeben musste.

Vespasian erklärte seinem Sohn, dass es letztlich egal sei, wodurch man Geld einnehme. Man müsse sich dafür nicht schämen und schon gar nicht in der Öffentlichkeit darüber reden. Wichtig sei nur das Ergebnis. Dadurch entstand der lateinische Ausruf: »pecunia non olet« – Geld stinkt nicht!

Geschäfte machen

Schon im 4. Jahrhundert n. Chr. erkannten die Römer, dass das Ausscheiden von Körperflüssigkeiten nicht nur eine Notwendigkeit darstellte, sondern man dabei auch die Zeit für allerlei andere Dinge nutzen konnte. Sie klügelten ein cleveres Abwassersystem aus, bauten staatliche Toiletten und vermieteten sie gegen Gebühr an Pächter. So verfügte Rom über die stattliche Anzahl von sage und schreibe 144 Latrinen und 254 *necessaria* (Piss-Stände). Für die Reichen und Mächtigen Roms gab es natürlich besonders feudale Bauten. Diese Prachtlatrinen waren mit Säulen und Mosaiken geschmückt, mit einer Fußbodenheizung ausgestattet und boten oftmals Platz für 50 bis 60 Personen. Die Anlagen waren daher sicher kein »stilles Örtchen«, vielmehr ein wichtiger Treffpunkt der Gesellschaft. Zur Unterhaltung rezitierten Dichter ihre Werke, und es gab auch sonst allerlei Amüsement. Meist saß man im Kreise auf steinernen Bänken mit Abortsitzen, vor denen eine schmale Rinne verlief, und unterhalb der Sitze wurden die Ausscheidungen über einen Wasserkanal in die legendäre Cloaca Maxima, das große Abwassersystem Roms, transportiert. Die Prachtlatrinen erfreuten sich großer Beliebtheit und ließen die Mächtigen Roms immer häufiger in diesen Abortanlagen zusammenkommen, um dort auch über ihre Geschäfte zu sprechen oder diese erfolgreich abzuschließen. Die Bezeichnung »Ein Geschäft machen« hat sich in diesem Zusammenhang bis heute gehalten. Man findet die Reste einer dieser legendären Toilettenanlagen noch in den Ruinen von Ephesos, 70 Kilometer südlich von Izmir in der türkischen Ägäis.

Wir halten es derweil mit einer Inschrift, die aus dem untergegangenen Pompeji überliefert wurde und mahnend an einer Häuserwand gestanden haben soll: »Cacator cave malum! Aut si contempseris, habeas Jovem iratum!« – »Hüte Dich, auf die Straße zu kacken! Sonst wird Dich Jupiters Zorn treffen!«

Feiner Pinkel

Ein feiner Pinkel ist ja die etwas abwertend gemeinte Bezeichnung für jemanden, der sich als vornehmer, feiner Herr gibt – so steht es zumindest im *Duden* –, und darf auf keinen Fall verwechselt werden mit dem norddeutschen Gericht »Pinkel« – einer geräucherten, grobkörnigen Grützwurst, die landestypisch zum Grünkohl gegessen wird. Mit »pinkeln« hat dieser Pinkel wenig zu tun, der Pinkel oder auch Pinker steht eher für den Mastdarm. Yummie!

Ein feiner Pinkel gilt ja auch als blasiert oder arrogant und hält sich für etwas Besseres. Aber woher kommt diese Bezeichnung eigentlich? Der *Duden* gibt darüber wenig Auskunft – bezieht sich nur auf die möglicherweise ostfriesische Bezeichnung »Pinkel« für Penis beziehungsweise dessen Spitze oder oberen Teil. Tja, aber hat der feine Pinkel nun was mit »pinkeln« zu tun? Oder bezieht sich das Pinkel eher auf piekfein, pingelig oder Pinkepinke – das Geräusch von klingendem Geld? So richtig geklärt ist die Sache leider bislang nicht.

Sich verpissen

Diese Redensart stammt wahrscheinlich aus den Schützen-
gräben des 1. Weltkriegs. Es war wohl für die Soldaten die einzige Möglichkeit, sich, wenn auch nur für einen kurzen Zeit-
raum, von der Front zu entfernen, um in sicherem Abstand
die Blase zu entleeren. Einige Soldaten sollen demnach immer
dann diesen Drang verspürt haben, wenn es heikel wurde. Die
Redensart hält sich seither wacker, da man sich zwar nicht
mehr unbedingt aus einem Schützengraben »verpissen«
muss, doch allzu gerne stiehlt man sich auch heute noch aus
der Verantwortung, wenn es brenzlig zu werden droht.

Jemandem ans Bein pinkeln

Für diese Redensart gibt es verschiedene Erklärungen: An-
gefangen bei Hunden, die in Ermangelung von Bäumen das
Bein des nächstbesten Menschen entweihten, bis hin zu un-
gewollten nächtlichen Blasenentleerungen des Bettpartners.
Eine besonders schöne Erklärung ist die, dass man(n) seit jeher in den stets gut gefüllten Zelten auf dem Münchner Oktoberfest seinen wertvollen Sitzplatz nicht verlieren mochte.
Doch was tun, wenn man dringend auf die Toilette musste,
aber nicht hinaus zu den öffentlichen Einrichtungen wollte?
Einige clevere Herren trugen daher stets einen Spazierstock
bei sich. Wenn es dann allzu sehr drückte, gaben die Herren
einfach heimlich unter dem Tisch ihrem Drang nach und pin-
kelten mehr oder weniger gekonnt am Spazierstock entlang,
um sich nicht selbst nass zu machen. Da diese filigrane Meis-
terleistung bei zunehmendem Alkoholkonsum jedoch nicht

mehr so gut funktionierte, verteilten sich so des Öfteren einige Spritzer auf die Beinkleider der Tischnachbarn. Man konnte auf diese Art aber auch dem verhassten Nachbarn oder den »Großkopferten« am Tisch mit voller Absicht eins auswischen und ihnen so heimlich ans Bein pinkeln. Im wahrsten Sinne des Wortes also die Rache des »kleinen Mannes«.

40
DIXI-KLO GOES HIGHTECH

**Die Rettung der frierenden
Bauarbeiterhintern**

Jahrzehntelang war es für Bauarbeiter ein Graus, im Winter auf Baustellen in die blauen Plastik-Häuschen gehen zu müssen, um sich zu erleichtern. Generationen von Maurern, Estrichlegern und Verputzern können ein Lied von Hämorrhoiden und Blasenentzündungen singen, die sie sich möglicherweise zugezogen haben, weil sie auf kalten Toiletten sitzen mussten! Doch damit ist es seit 2014 vorbei. Denn seitdem gibt es eine Heizpflicht für Dixi-Klos!

Nach der Arbeitsstättenverordnung beträgt die vorgeschriebene Temperatur für WC-Häuschen 18 Grad Celsius. Demnach müssen die mobilen Toiletten in der kalten Jahreszeit zwischen Oktober und April mit speziellen Heizvorrichtungen bestückt werden, damit sich niemand mehr auf dem Klo verkühlt. Da macht man doch auch gerne mal die eine oder andere Überstunde! Und das Ganze wird sogar vom Amt für Arbeitsschutz auf den Baustellen überprüft: Bei Zuwiderhandlung droht immerhin ein Bußgeld in Höhe von 600 Euro.

Wie sich dieses Problem bei so speziellen Baustellen wie etwa dem Regensburger Dom lösen lässt, ist allerdings nicht bekannt. Dort wurde nämlich bei den Umbauarbeiten der Dombauhütte eines der Plastikklos auf schwindelerregenden 50 Metern Höhe angebracht. Dort saß man vom Abgrund nur durch die blaue Außenhaut getrennt. Da half es wohl nur, vor jedem Toilettengang vorsichtshalber zu beten. Oder einfach gleich zu erfrieren!

41

NUTZLOSES WISSEN (TEIL 7)

**Leckerei mit Ekelfaktor:
Kinder-Urin-Eier**

Carmen Thomas hat es ja schon vorgemacht: im Urin baden, sich das Gesicht damit einreiben oder ihn trinken. Aber diese chinesische Spezialität schlägt all das um Längen: *Tong zi dan* sind Vogeleier, die in Kinder-Urin eingelegt und darin auch gekocht werden – kein Witz! Man nehme ein paar Liter Kinderpipi, und zwar am besten von pubertierenden zehnjährigen Jungen, darin kocht man Hühnereier in der Schale, anschließend werden diese gepellt und noch mal eine Nacht in frischem Pipi eingelegt – und fertig ist die Delikatesse! Aber warum das Ganze? Die Knaben-Urin-Eier sollen nicht nur prima schmecken, sondern auch gut für die Gesundheit sein: Angeblich ist man nach dem Verzehr weniger müde, Fieber kann gesenkt werden, man bekommt keine Hitzeschläge, und auch der Blutkreislauf wird angeregt – fast ein Aphrodisiakum also... Traditionell werden die Eier vor allem im Frühjahr gekocht und auf der Straße verkauft. Der Urin wird zuvor an den Grundschulen von Dongyang gesammelt. Die Stadt hat die Stärkungseier übrigens zum nationalen Kulturerbe erklärt. Die Bürger sind begeistert und schwören auf die Frühlings-Eier: »Die Eier duften und sind so gesund«, so einer der Einwohner. Welcher Gourmet kann da schon widerstehen? Carmen Thomas wahrscheinlich nicht!

42

TIMS SELBST-VERSUCH – EIN TAG IN WINDELN

Back to the roots

Wir starten in Windeln ins Leben, und viele von uns enden auch in Windeln. Doch wie fühlt sich das an? Sowohl physisch als auch psychisch? Im Lauf unseres Lebens haben wir es uns schließlich abtrainiert, in die Hose zu machen. Kann man überhaupt in der Öffentlichkeit einfach in die Windel pinkeln, oder verhindern Scham, Erziehung und Ekel dies? Das will ich in einem Selbstversuch herausfinden. Ein Tag in Windeln!

Dienstag, 3. Februar

In der Drogerie einen ersten Eindruck verschafft. Es gibt unterschiedliche Modelle von 0 bis 3 Kilogramm, 3 bis 10 und 10 bis 20 Kilogramm. Waaaas? Welches menschliche Wesen kackt denn bitte 20 Kilogramm? Sofort rufe ich eine Freundin an, die gerade ein Kind im Windelalter hat. Sie bepisst sich bei meiner Frage fast vor Lachen und erklärt, dass sich die Kiloangabe nicht auf die Aufnahmemenge der Windel, sondern lediglich auf das Gewicht des Kindes bezieht. Ach sooo!

Mittwoch, 4. Februar

Ich habe mir in der Apotheke ein Zehnerpack Windeln für Erwachsene gekauft, eine sehr unangenehme Situation. Für die Verkäuferin und für mich. Gesprächsverlauf:

»Haben Sie Windeln für Erwachsene?«

»Ja, wir führen Inkontinenzwindeln. Komplette Hosen oder Einlagen?«

»Hosen.«

»Und welche Größe?«

»Wie meinen Sie das?«

»Welchen Hüftumfang hat denn die betreffende Person?«

»Na, meinen.«

Musternder Blick.

»Für Sie?«

Verlegenes Nicken. Verkäuferin beugt sich nach vorn.

»Wir haben bei Inkontinenz auch sehr gute Präparate und Medikamente, die auf Blase und Prostata hemmend wirken.«

»Danke, ich benötige lediglich die Windeln.«

»Sie leiden nicht an Inkontinenz?«

»Nein, ich brauche die Windeln nur für ein, na ja, nennen wir es Experiment.«

Ihr Gesichtsausdruck zeigt jetzt statt Betroffenheit fast Ekel.

»Ah, verstehe.«

Sie verschwindet kurz und kommt mit einem Zehnerpack zurück. Erst jetzt wird mir bewusst, dass sie glauben muss, dass ich auf Spiele mit Urin stehe. Ich beschließe, diese bittere Pille zu schlucken und das Gespräch nicht unnötig in die Länge zu ziehen.

»Wir haben auch 50er- und 100er-Packungen.«

»Das hier dürfte genügen.«

Ich bezahle, und die nette Apothekerin übergibt mir die Tüte mit einem wissenden Nicken.

23:36

Ein letztes Mal entleere ich meine Blase in die Toilette. Die nächsten 24 Stunden wird mein kleiner Freund kein Licht mehr sehen.

Donnerstag, 5. Februar, 8:10

Aufgewacht! Wie jeden Morgen automatisch in Richtung Toilette gegangen. Halt! Ich habe im letzten Moment an meine Mission gedacht. Schnell die Windel aus dem Zehnerpack genommen und angezogen. Hmm, komisches Gefühl, aber nicht unangenehm, das Höschen. Es schließt an den Beinen gut ab und trägt sich ganz ordentlich. Nur pinkeln muss ich plötzlich nicht mehr.

10:32

Nach dem Frühstück einen Spaziergang gemacht. Fühlt sich beim Laufen ein wenig so an, als habe man schon etwas in die Windel verladen. Leicht sackig das Ganze, außerdem schaue ich alle paar Meter in die mir entgegenkommenden Gesichter: Ob sie mir ansehen, dass ich eine Windel trage? Komisches Gefühl!

10:45

Ich bin wie ein Hund an einer Hausecke stehen geblieben und habe versucht, mich zu entleeren. Schaue hinauf zum Dach des Hauses, als würde mich die Architektur des stinknormalen 70er-Jahre-Gebäudes interessieren. Doch je mehr ich drücke, desto weniger entspannt sich meine Blase. Einige Passanten bleiben stehen und schauen ebenfalls zum Dach hinauf, um zu erkennen, was mich dort oben so fasziniert. Breche den Versuch vorzeitig ab.

11:00–13:00

Habe Mails bearbeitet und Telefonate geführt. Blase verhält sich erstaunlich ruhig. Obwohl sie gut gefüllt ist.

14:30

Geschäftstermin. Habe zwei Kollegen im Café getroffen und mir einen Minztee bestellt. War durch das Gespräch gut abgelenkt. Bin sogar automatisch zur Toilette gegangen. Erst beim Öffnen der Hose am Pissoir merke ich, dass ich ja eine Windel trage. Hose wieder zu und kurz gewartet, ob was kommt. Hemmschwelle war aber zu groß. Welch skurriles Bild: Da stehe ich in einem Café vor dem Pissoir und warte darauf, mir in die Hose zu machen.

16:00

Ich erhöhe den Druck! Und zwar sowohl psychisch als auch physisch. Nach dem Verlassen des Cafés bin ich auf die Zeil gegangen und habe noch einen Tee to go getrunken. Laufe nun inmitten von Tausenden Menschen und werde mir bald in die Hose pieseln. Die Windel klebt mittlerweile beim Flanieren etwas, da sich ein dünner Schweißfilm gebildet hat. Ich betone: Schweißfilm, nicht Scheißfilm!

16:30

Habe im Lebensmittelladen ein »RedBull zuckerfrei« gekauft und auf ex getrunken. Man pisst kalorienarm.

16:50

Druck wird größer! Wird wohl, auch bei noch so großer Scham, nicht mehr allzu lange dauern. Wird es diesmal besser klappen als beim Spaziergang? Mein Ziel ist es, meinen Urin mitten unter den Leuten laufen zu lassen.

17:05

Habe noch einen Kiwi-Orange-Karotte-Smoothie nachgelegt. Jetzt will ich es wissen. Aber was, wenn meine Windel der Massen nicht Herr wird und sich vielleicht, für alle gut sichtbar, ein großer Fleck auf meiner Jeans abzeichnet?

17:10

Ich habe mich in Höhe der Katharinenkirche positioniert. Ein wenig göttlicher Beistand kann nicht schaden. Ein Straßenmusiker spielt auf dem Saxophon »My Way«. Welch Pathos!

17:11

Ich drücke, doch nichts geht!

17:12

Meine Atmung wird ganz ruhig, und ich versuche mich zu entspannen. Ich summe leise mit dem Saxophonisten mit: »And now, the end is near...«

17:13

Noch einmal kontrolliere ich den Sitz meiner Windel. Liegt alles eng an? Treffe ich den verstärkten Auslaufschutz, oder liegt mein kleiner Freund eher ungünstig? Alles gut ...

Immer noch 17:13

Ich habe das Gefühl, Passanten sehen zu mir herüber und würden am liebsten laut schreien: »Da, der Typ! Der pisst sich doch wohl hier nicht in die Hose!?«

17:14

Mit geschlossenen Augen spüre ich, wie die Blase ein klein wenig zuckt und sich entspannt. Und tatsächlich, es löst sich etwas, und ich piesel mir in die Windel. Nicht viel, denn sofort signalisiert mir mein Hirn: Alarm! Das geht nicht! Sofort aufhören! Aber immerhin, ich habe mir mitten auf der Zeil in die Hose gepisst: »I did it my way ...«

17:15

Nervös kontrolliere ich meine Jeans. Nichts zu sehen. Dennoch traue ich dem Ganzen nicht und möchte jetzt sofort nach Hause.

17:20

Sitze in der S-Bahn. Die angenehme Wärme entspannt mich. Und wenn erst mal die erste Hürde genommen ist, nimmt man die nächste mit deutlich mehr Schwung. Außerdem beruhigt mich die Gewissheit, gleich zu Hause zu sein. Daher traue ich mich jetzt, mehr laufen zu lassen. Und siehe da: Es läuft hier viel besser als draußen in der Kälte. Jedoch meine ich, ein Pieselgeräusch aus meinem Schritt zu vernehmen, und hüstle, um das Geräusch zu übertönen. Die Dame gegenüber schaut zu mir hin, senkt dann aber wieder ihren Blick. Es folgen ein weiterer Strahl und wildes Hüsteln meinerseits. Gott, ist das peinlich! »Bonbon?« Die Frau von gegenüber hält mir einen Ricola entgegen. In manchen Situationen muss man einfach lügen. »Danke, nein, ich piss mir nur gerade in meine Windel, und es plätschert zu laut« ist selbst für mich eine allzu ehrliche Aussage. Stattdessen lächle ich verstohlen zurück und schüttle den Kopf. »Nein, danke. Hab mich nur verschluckt.« Sie zuckt die Achseln und gönnt sich den Bonbon selbst. Aber immerhin: Das Ding hält echt alles trocken! Ist wie ein Zaubertrick. Kein verräterischer Fleck auf meiner Jeans!

17:30

An der nächsten Station steige ich aus und gehe die wenigen Meter bis zu mir nach Hause. Es scheint wirklich alles trocken geblieben zu sein, die Windel wird nur sauschwer und zieht die Hose nach unten, als hätte man reingekackt.

17:35

Kaum in der Wohnung, ziehe ich mich sofort aus und kontrolliere meine Windel. Unfassbar! Wirklich nichts durchgelaufen. Jetzt mache ich den Härtetest. Ich stelle mich vorsorglich in die Wanne, und siehe da, in intimer und vertrauter Atmosphäre ist alles ganz einfach. Meine Blase lässt alle Hemmungen fallen, und es läuft und läuft ...

17:37

Windelwechsel.

18:00

Merke: Auch joggen kann man in Windeln!

19:30

Liege vor dem Fernseher. Mittlerweile habe ich mich an das Gefühl gewöhnt und glaube, das Experiment problemlos durchziehen zu können.

20:15

Pünktlich zur TV-Primetime lasse ich es noch einmal entspannt im Liegen in die Windel laufen. Durch meine vorherige Erfahrung vertraue ich dem Produkt, und auch diesmal enttäuscht es mich nicht. Alles trocken!

23:59

Mein Tag in der Windel ist beinahe vorüber, und ich freue mich darauf, wieder normal ein Klo benutzen zu können.

Freitag, 6. Februar, 00:01

Ich sitze auf der Toilette und habe selten zuvor beim Pinkeln ein solches Glücksgefühl verspürt. Porzellan kann glücklich machen!

Fazit

Ich ziehe meinen Hut vor allen Zweijährigen dieser Welt. Mitten unter Menschen einfach in die Hose zu pinkeln ist weder einfach noch schön. Auch das Schimpfen sollte man vermeiden, es ist für die Kleinen wahrscheinlich schon unangenehm genug. Ich verstehe sie nun, wenn sie so traurig schauen und beschämt zugeben, in die Hose gemacht zu haben. Auch alle von Inkontinenz Betroffenen haben meinen tiefsten Respekt. Es fühlt sich beschämend an, sich als Erwachsener in die Hosen zu machen. Doch wenigstens scheint die Industrie gute Produkte entwickelt zu haben. Die Windeln halten sehr sauber und trocken und verhelfen so zu einem guten Stück Selbstachtung. Vielleicht sollten wir alle ein wenig selbstverständlicher mit diesem Thema umgehen, anstatt ignorant darüber die Nase zu rümpfen.

Die Windel

Nachdem sich Tim nun geopfert hat, um zu testen, wie man sich so als windeltragender Erwachsener fühlt, stellt sich jetzt die Frage: Wie funktioniert das eigentlich? Warum kann man in eine Windel strullen, ohne dass es sich unterrum nass anfühlt? Dazu müssen wir uns erst mal anschauen, was da überhaupt drin ist in dem Teil: Kleine Kügelchen nämlich,

Kunststoffkörnchen, sogenannte Superabsorber, die auch für Reisetoiletten verwendet werden oder für Säcke, die Überschwemmungen verhindern sollen. Aber was sind diese Superabsorber? Sie können das Hundertfache ihres Volumens an Wasser aufnehmen – weil das aber relativ langsam geht, sind die Absorber zusätzlich von Zellstoff umhüllt, der dafür sorgt, dass das Absorbieren noch besser und schneller funktioniert. Logisch ist: Je dünner die Windel, desto stärker und saugfähiger müssen die Superabsorber sein. Und da hat sich eine ganze Menge getan: Während in den 80er-Jahren eine durchschnittliche Windel noch um die 100 Gramm gewogen hat, wiegt sie heute nur noch etwa 35 Gramm. Übrigens benötigt man für die Herstellung der Superabsorber Erdöl, und da wird es natürlich interessant – schließlich sind die Erdölvorräte begrenzt. Oh je – werden uns eines Tages die Windeln ausgehen? Unwahrscheinlich, Experten arbeiten schon an Alternativen, und es sieht so aus, als könnte Bioethanol ein geeigneter Stoff sein. Ein Glück, denn die saugfähigen Wunderkörnchen sind wirklich ziemlich praktisch!

43

PLACES TO PEE BEFORE YOU DIE (23–33)

23. Der Toiletten-Oscar

Minneapolis

Bei der jährlichen Oscar-Verleihung für das schönste WC in Restaurants, Hotels oder sonstigen öffentlich zugänglichen Gebäuden in den USA wird per Online-Abstimmung der Gewinner gesucht. Die Veranstalterfirma Cintas (das ist passenderweise ein Hersteller von Hygieneartikeln, der Hotels, Restaurants und Flughäfen beliefert) möchte dadurch auf die offenbar noch immer bestehende Unterversorgung mit Toiletten in aller Welt hinweisen. Ein ehrenhaftes Ansinnen, wenn auch sicherlich nicht ganz ohne Eigennutz. Aber tatsächlich: Es gibt immer noch rund 2,5 Milliarden Menschen auf der Welt, die kein eigenes WC haben. »Außerdem«, so der Veranstalter, »zeigt ein Geschäftsmann mit einer gepflegten Toilette, wie viel ihm an seinen Kunden liegt.« Das kann man nur unterstreichen. Ein »Muss« für jeden Restaurantbesucher ist das Aufsuchen der Toilettenräume. Denn wer die Klos eines Restaurants kennt, kann sich ungefähr vorstellen, wie es in der Küche aussieht.

Bei einer der vorangegangenen Verleihungen des Toiletten-Oscars setzte sich zum Beispiel das Varsity Theater in Minneapolis durch. Die Örtlichkeiten hier sind halb Toilette, halb Lounge. Man kann vom Örtchen aus sogar verfolgen, was auf der Bühne des Theaters vor sich geht, und bekommt dazu noch auf Wunsch Getränke gereicht, die einem der Kellner über die Trennwand reicht. Ob man das allerdings wirklich möchte, ist jedem selbst überlassen.

24. Im Schaufenster des Barbie-Hauses

West Palm Beach

Ein weiterer Kandidat für den Toiletten-Oscar wäre sicherlich auch das Café Sloan's Ice Cream in West Palm Beach in Florida. Schon beim Betreten des Eiscafés fühlt man sich wie in einem echten Barbie-Haus. Beim Toilettengang erwartet den Gast eine Überraschung: Betritt man den Raum, erkennt man nämlich sogleich, dass man, gut sichtbar für alle anderen Gäste, in einem Schaufenster sitzt! Eine große, gläserne Kabinenwand lädt jeden Gast des Eiscafés zum Hineinschauen ein. Das ändert sich jedoch, sobald man die Tür verriegelt. Dadurch wird ein elektronischer Mechanismus in Gang gesetzt, der das Spezialglas vernebelt. Zwischen den beiden Glasscheiben befindet sich nämlich eine Mixtur aus Polymeren und flüssigen Kristallen, die sich durch einen elektrischen Impuls verändert und die Scheibe blickdicht macht. Man sollte nur nicht vergessen, die Tür abzuschließen, sonst bliebe womöglich den anderen Gästen vor Schreck ihr Banana-Split im Hals stecken.

25. Die Paartoilette

Auf der Toilette für Verliebte

Partnerlook war gestern! Die Firma WiseRep hat für Paare, die sich gar nicht voneinander trennen können, eine einzigartige WC-Konstruktion auf den Markt gebracht. Eine Doppeltoilette, bei der man dem/der Geliebten auch beim Toilettengang noch das Händchen halten und verliebt in die Augen schauen kann. Die beiden Toiletten verschmelzen zu einer einzigen großen Abortanlage und sind so designed, dass man sich gegenübersitzt. Für viele Paare eher ein Trennungsgrund als ein Liebesbeweis. Fraglich, ob sich diese Erfindung jemals durchsetzen wird. Doch vielleicht wird diese Art der Gemeinsamkeit auch der absolute Renner! Man reißt seiner/m Liebsten ein Blatt von der gemeinsamen Klopapierrolle ab und faltet es schon einmal vor. So etwas sch(w)eißt zusammen!

26. Schloss Bad Homburg vor der Höhe
Man spült Deutsch

Die Historiker unter Ihnen sollten unbedingt Bad Homburg mit auf die Liste der Must-See-Toiletten setzen. Die erste Toilette mit Wasserspülung in Deutschland, und sogar auf dem europäischen Kontinent, plätscherte hier nämlich bereits 1820 im hiesigen Schloss des Landgrafen Friedrich Josef VI. Sein Frauchen, eine Tochter des englischen Königs Georg III., war es wohl leid, dass man (wie damals üblich) unter den weiten Röcken in die Ecken des Schlosses pinkelte oder Schlimmeres, und gab den Einbau eines wasserspülenden Klosetts in Auftrag. Dieses wurde aus ihrer alten Heimat importiert und im Schloss aufgestellt. Noch heute ist dieses Zeugnis britischer Toilettenkunst im ehemaligen Schlafgemach der Königstochter zu besichtigen.

27. In einer Feuerwehrwache

Lost in toilet

Aus den im Folgenden genannten Gründen sollte unbedingt auch ein Toilettengang in einer Feuerwehrwache auf Ihrer To-do-Liste stehen. Jährlich gehen etwa 850 000 Handys per Toilettenspülung verloren und tauchen nie wieder auf. Einige Handybesitzer versuchen oftmals noch das kostbare Gerät zu retten und greifen reflexartig in die Keramik. Dumm nur, wenn man den ganzen Arm hineinsteckt und ihn dann nicht mehr herausbekommt! Sie lachen, ist aber so! Diese Zwischenfälle treten immer häufiger auf, und so müssen die ehemaligen Handybesitzer meist durch kostspielige Feuerwehreinsätze befreit werden. Da würde es doch Zeit und Geld sparen, wenn man direkt vor Ort bei der Feuerwehr vorbeischaut und die Toilette dort aufsucht. Wenn man sich dann nach seinem abgetauchten Mobiltelefon streckt und das Abflussrohr testet, fällt zumindest die teure Anfahrtspauschale schon mal weg.

28. Auf der Modenschau

Klei-Dung

Falls zufällig der Künstler und Designer INSA in Ihrer Stadt mit einer Modenschau gastiert, sollten Sie unbedingt mal hingehen. Im Rahmen einer Kunstausstellung des karibischen Künstlers Chris Ofili in Großbritannien wurde als Gastkünstler eben auch dieser Brite namens INSA eingeladen. Der überlegte nicht lange und bastelte Stilettos, die unter anderem aus Elefanten-Dung bestanden.

Nach dem Motto »anything goes when it comes to (s)hoes«

(»Alles ist möglich, wenn es um Schuhe/Hacken geht«) hatte sich INSA aus dem lokalen Zoo den Kot von Elefanten besorgt und so lange experimentiert, bis er die richtige Konsistenz aus Kot und Flüssigkeit gefunden hatte, sodass die Schuhe zusammenhielten. Sie sollten ja nicht zu trocken sein und zerbröckeln, aber auch nicht zu feucht und zerlaufen. Allerdings waren diese 25,4 cm hohen Schuhe nicht zum Laufen geeignet, sondern lediglich Exponate. Toilette zum Gucken!

29. Das Klo-Bike

Und wie viel Liter verbrauchen Sie auf 100 Kilometern?

In Japan hat der Toilettenhersteller TOTO ein Motorrad entwickelt, das allein durch Biogas angetrieben wird. In Zeiten von horrenden Spritpreisen sicherlich ein Fingerzeig. Laut Hersteller soll man mit einer Tankfüllung bis zu 300 Kilometer zurücklegen können. Und wenn man merkt, dass sich die Tanknadel gen null neigt, einfach ein Tellerchen Chili essen und den Tank neu befüllen? Das Gefährt wird allerdings nicht mit menschlichen, sondern mit tierischen Exkrementen betrieben. Der Sitz des Bikes ist ein echter Hingucker, sitzt der Fahrer doch nebst einer Klopapierrolle auf einer schneeweißen Toilette. Leider möchte der Hersteller des Toiletten-Bikes dieses nicht in Serie herstellen, sondern es soll der Firma lediglich als Werbemittel dienen.

30. Das ist der Gipfel

Heidis Hideaway

Alle Heidi-Fans wissen es: »Dunkle Tannen, grüne Wiesen im
Sonnenschein... und eine Toilette am Arsch der Welt!« Wer
hat's erfunden? Die Schweizer! Die wohl einsamste und auch
am schwersten zu erreichende Toilette findet man in den
Schweizer Alpen. Um genau zu sein: am Lötschenpass. Das
kleine Kabuff, gebaut aus Stein und Holz, thront auf stolzen
2960 Metern Höhe über dem Meeresspiegel. Für dringende
Geschäfte nicht so schnell zu erreichen, aber wer zufällig mal
in der Nähe ist, sollte sich dieses Erlebnis nicht entgehen lassen. Und das Schönste daran: Sie können hier ruhig die Tür
offen stehen lassen und die fantastische Aussicht genießen,
vorbeikommen wird hier so schnell niemand.

31. Restaurant Ninja, Manhattan

Rundum-Service am Platz

In dem Abenteuerrestaurant Ninja im Stadtteil Manhattan gibt
es zahlreiche faszinierende Toiletten zu bestaunen. Hier gelangt
der Gast nur durch ein unterirdisches, feudal anmutendes Gebäude zum Ort der Entleerung. Doch Vorsicht! Auf dem Weg lauern in Ninja-Kostümen gesteckte Servicekräfte und erschrecken
die Gäste, indem sie durch Wände greifen oder plötzlich mit ge-
zücktem Samurai-Schwert und lautem Geschrei hinter ihnen
stehen. Weiter geht es, vorbei an den Pseudo-Höhlenwänden
und Mini-Behausungen der Ninja-Kämpfer. Der Toilettenraum
selbst ist zwar schmucklos und nur mit Bambus ausgekleidet,
doch nach diesem anstrengenden Weg ist der Gast für ein wenig

Ruhe dankbar. Zur Belohnung muss man sich nur noch auf das WC fallen lassen – den Rest erledigt das hauseigene Hightech-Dusch-Klo namens Toto. Es hält für den Benutzer Sitzwärmer, Wasserdüsen, Duftspray und Föhn für den Hintern bereit.

32. Universitätsklinikum Köln

Bitte, geben Sie nun Ihren Kot ein!

Samenspende: Old school! Organspende: So was von Achtziger! Echte Kerle spenden Kot! Denn das Zauberwort heißt: Stuhltransplantation!

Was sich zunächst verwegen anhört, ist mittlerweile ein echter Renner unter den alternativen Heilverfahren. Und das Schöne daran: Jeder kann spenden! Man sollte natürlich nicht krank sein, über einen gesunden Darm verfügen und in den letzten sechs Monaten keine Antibiotika eingenommen haben. Wenn Sie also mal in Köln sein sollten, den Dom schon in- und auswendig kennen und auch das Kölsch nicht so richtig laufen will, machen Sie doch stattdessen einen kleinen Abstecher in die Kölner Uniklinik, und spenden Sie dort Ihren Kot! Der gewonnene Stuhl wird mit einer isotonischen Kochsalzlösung und ein wenig Milch verflüssigt und steht umgehend zur Weitergabe zur Verfügung. Bei diesem Darmfloratransfer wird Ihr gewonnener Spenderkot einem Patienten direkt in den Verdauungstrakt eingeführt und verteilt, um so ein dort entstandenes bakterielles Ungleichgewicht wieder auszugleichen. Klingt irritierend ...? Ist es auch! Aber es ist vor allen Dingen erfolgreich und wirksam. In der Uniklinik Köln wurden in letzter Zeit häufig solche Stuhltransplantationen durchgeführt, um entzündliche Darmerkrankungen bei Patienten zu behandeln, die auf andere Behandlungsarten nicht mehr ansprachen. Und siehe da, die Ergebnisse waren geradezu phänomenal! Nach dieser Behandlung waren 94 Prozent der Patienten wieder gesund, bei denen, die mit Antibiotika behandelt wurden, hingegen nur 31 Prozent.

So neu ist das Ganze jedoch nicht, schon der im Jahr 280 geborene daoistische Arzt Ge Hong empfahl eine oral verabreichte Stuhllösung zur Bekämpfung von Lebensmittelvergiftungen oder Darmentzündungen. Auch der deutsche Barock-Arzt Christian Franz Paullini verwies in seinem Buch *Heilsame Dreck-Apotheke* bereits 1697 auf die nachhaltige Wirkung von Stuhl. Okay, die Vorstellung, dass man mit den Darmbakterien eines Fremden im Anus herumläuft, mag vielleicht nicht gerade appetitlich sein, doch das dürfte den geheilten Patienten im wahrsten Sinne des Wortes scheißegal sein.

33. Spieglein, Spieglein an der Wand, wer hat das schönste Klo im Land?

Don't Miss a Sec

Die in Berlin lebende Künstlerin Monica Bonvicini schuf mit ihrer Arbeit »Don't Miss a Sec« ein besonderes Kunstwerk, das man in verschiedenen europäischen Städten nicht nur besichtigen, sondern auch benutzen konnte. Dabei handelt es sich um ein Toilettenhäuschen, dass die gebürtige Venezianerin an stark frequentierten Orten aufstellen ließ und das aus vier von außen komplett verspiegelten Wänden besteht. Auf dem Klo sitzend, kann der Nutzer alles um sich herum beobachten, ohne dass er selbst gesehen wird. Die Außenwände passen sich durch ihre verspiegelte Oberfläche problemlos der jeweiligen Umgebung an und wirken dadurch beinahe unsichtbar. Für den Benutzer ist es ein einmaliges Erlebnis, die Szenerie um sich herum zu betrachten, besonders dann, wenn Passanten stehen bleiben und sich im Spiegel betrachten oder schminken, während man selbst gerade seinen Geschäften nachgeht. Für manchen eine gruselige Vorstellung, für Exhibitionisten und Voyeure ein Stück vom Himmel.

44

PINKELN IM MEER

Die Folgen für das Wasser und der Harnröhrenwels

Geben Sie es zu! Auch Sie haben es schon mal getan: ins Meer gepinkelt! Jeder von uns hat doch schon mal still und heimlich, mit Abstand zu den anderen Badegästen, die Blase im Wasser entleert. Und da stellen sich doch zwei Fragen:

1. Ist das eigentlich schädlich für das Wasser und die Lebewesen, die darin herumschwimmen?
2. Welche unangenehmen Folgen kann das für mich haben?

Zur ersten Frage:

Wissenschaftler der American Chemical Society (ACS) sagen: Nein! Um das zu verstehen, müssen wir uns nur mal die Zusammensetzung von Urin und Wasser anschauen. Urin besteht zu 95 Prozent aus Wasser (H_2O), dazu kommen auf einen Liter Pipi etwa ein bis zwei Gramm Natrium und Chloride. Meerwasser besteht zu 96,5 Prozent aus Wasser und hat eine höhere Konzentration von Natrium und Chloriden. Das heißt: Wenn wir ins Meer pinkeln, führen wir dem Wasser nur das zu, was sowieso schon drin ist. Mal abgesehen davon, ist die Menge, die wir ablassen, sowieso gering – im Vergleich zur Gesamtmenge des Meerwassers. Der Atlantische Ozean zum Beispiel hat 350 Trillionen Liter Wasser, und selbst wenn alle Menschen dieser Erde gleichzeitig da hineinstrullen würden, wäre die Harnstoffmenge im Vergleich immer noch miniklein! Außerdem steckt im Harnstoff auch noch Stickstoff, der in Verbindung mit Wasser zur Entstehung von Ammoniak führt, und davon ernähren sich wiederum die Pflanzen und Algen. Außerdem ist es ja so, dass sich natürlich auch die Tiere, die im Meer leben, im Wasser entleeren, zum Beispiel Wale. Das Meer ist also Urin gewöhnt! Also zögern Sie nicht – die Pflanzen freuen sich!

Doch kommen wir nun zur Beantwortung der zweiten Frage:
Gerade beim weiblichen Geschlecht ist das Gruppenpinkeln ja sehr beliebt. Doch auch beim Strandurlaub gibt es ein Ritual, das mittlerweile sehr verbreitet scheint: das Meerpinkeln. So hört man die besten Freundinnen nach dem Sonnenbad gerne tuscheln: »Ich muss mal, kommst du mit ins Wasser?«

Aber haben diese Damen schon mal beim Planschen im Wasser den Gedanken gehabt, dass das nicht ungefährlich sein könnte? Es gibt zum Beispiel in Brasilien ein nettes kleines Tierchen, dass sich Harnröhrenwels nennt. Und dieses Tier trägt seinen Namen völlig zu Recht. Die 2 bis 17 Zentimeter kleinen Racker werden bei ihrer Suche nach Nahrung von Harnstoffen geleitet, die normalerweise ihre Wirtstiere ausscheiden. Da kann es schon mal zu einer Verwechslung kommen, und die Welse werden fehlgeleitet. Es passiert immer wieder, dass sie in die Harnröhren von badenden Menschen einschwimmen, die gerade ins Wasser urinieren. Die Tiere werden deshalb mitunter auch als »Penisfische« bezeichnet, was jedoch irreführend ist, da sie geschlechtsspezifisch keine Unterschiede machen. Mit ihren nadelförmigen Zähnchen, mit denen sie die Aorta ihrer Wirtsfische perforieren können, und mit kleinen Haken hinter den Kiemen kämpfen sie sich tief in den menschlichen Körper vor. Da der parasitäre Fisch in der menschlichen Harnröhre jedoch deutlich weniger Blut saugen kann als bei seinen anderen Opfern, wird er ein klein wenig ungeduldig, um nicht zu sagen stinksauer! Er reagiert nun noch aktiver und verursacht dadurch höllische Schmerzen bei den Betroffenen. Den Wels einfach wieder rauszupinkeln funktioniert leider nicht! Um ihn wieder loszuwerden, muss man ihn in den meisten Fällen operativ entfernen. Geschieht das nicht, kann es zu schweren Entzündungen kommen.

45

AUF DEN SPARGEL GEKOMMEN

**Wie sich der Urin
durch Nahrung verändert**

Gehören Sie zu den Menschen, die sich beim Pinkeln nach einem köstlichen Spargelessen fragen: Warum riecht mein Urin jetzt so unappetitlich? Oder gehören Sie zu der glücklicheren anderen Hälfte, die sich diese Frage nie stellen muss? Denn es ist tatsächlich so, dass das Phänomen des »Spargel-Urins« nur bei jedem Zweiten auftritt.

Erst mal grundsätzlich: Spargel wirkt harntreibend, das bedeutet, wenn wir Spargel essen, müssen wir häufiger auf die Toilette. Denn Spargel besteht zu 90 Prozent aus Wasser, außerdem enthält er Asparagusinsäure. Eigentlich riecht diese Säure überhaupt nicht, aber wenn der Körper sie abbaut, entsteht offenbar eine schwefelhaltige Verbindung, die für den etwas unangenehmen Geruch verantwortlich ist.

Vollständig geklärt ist das aber noch nicht. Es haben sich zwar etliche Forscher mit dem Spargelurin befasst, die Liste der Stoffe, die für den Geruch verantwortlich sein könnten, ist aber etwas länger. Bei einigen handelt es sich um die erwähnten schwefelhaltigen Verbindungen – welche aber genau, ist noch nicht ganz klar.

Eines ist aber sicher: Nicht bei jedem Menschen riecht der Urin nach dem Spargelgenuss. Warum das so ist – auch darüber gibt es unterschiedliche Theorien: Die einen sagen, es liegt daran, dass nur die Hälfte der Menschen übel riechende Substanzen ausscheidet, die anderen sagen, dass nur die Hälfte der Menschen den Geruch wahrnehmen kann. Im Grunde ist das aber auch völlig egal: Der Geruch ist harmlos und kein Zeichen für ein Nierenleiden oder eine andere Krankheit.

Übrigens kann sich nicht nur der Geruch des Harns durch

Lebensmittel verändern, sondern auch die Farbe. Bei manchen Menschen verfärbt sich der Urin nach dem Spargelessen bläulich oder grün. Wird das Pipi eher bräunlich, kann das am Genuss von Aloe oder Rhabarber liegen, und für einen roten Urin sind eventuell Rote Beete, Beeren oder Rüben verantwortlich.

CREDITS UND DANKE

Generell bedanken wir uns bei unseren Familien, im Speziellen aber bei Mama Gölsdorf, die sich als Lektorin verdient gemacht hat. Außerdem bei unseren Freunden, die uns immer mit Rat und Tat zur Seite gestanden und sich nicht gewundert haben, wenn wir mal wieder von unseren lustigen, schrägen und manchmal auch etwas abwegigen Rechercheergebnissen erzählten oder sie nach ihren Erfahrungen befragten. Wir bedanken uns darüber hinaus auch bei allen anderen Gesprächspartnern, die uns bereitwillig Auskunft erteilten und uns in ihre oftmals intimen Erfahrungen Einblicke gewährten.

Ein großes Dankeschön geht an Norbert Laube vom Deutschen Harnsteinzentrum Bonn, Dr. Christian Fisang vom Uni-Klinikum Bonn, Horst Junge vom Klärwerk Köln-Weiden, dem Fotografen Bernd Euring, Harry Olechnowitz, die Damen und Herren auf der Fetisch-Party und ganz besonders an Tilmann Köllner, der entscheidend zur Titelfindung dieses Projekts beitrug. Danke auch Peter Becker für seine tollen Zeichnungen.

Vielen Dank an Angela Gsell vom Piper Verlag für die vielen Gespräche und die Geduld mit uns. Wiege dich nicht allzu sehr in Sicherheit – wir haben schon die nächste Idee!

Und natürlich bedanken wir uns bei unseren eigenen Blasen für die jahrzehntelange und zuverlässige Arbeit. Wir wissen euch nun wirklich noch viel mehr zu schätzen!

Tim Boltz & Jule Gölsdorf im Mai 2015
www.facebook.com/harnaberherzlich

Quellenangaben

Seite 75: Stehpinkelurteil: Aktenzeichen: 42 c 10583/14

Seite 160: Die Pinkelformel:

http://www.bbc.com/news/science-environment-24820279

http://www.beobachter.ch/unterhaltung/artikel/schluss-punkt_mathematisch-sauber-pinkeln/

http://www.ikz.de/1996–2005/1997/20/9720028.php

Seite 161: Das weibliche Ejakulat: Salama et al., »Nature and Origin of ›Squirting‹ in Female Sexuality«, in: *The Journal of Sexual Medicine* Band 12, Ausgabe 3, März 2015, S. 661–666.

Seite 247–249: Diagramme und Infos: www.schulklo.de

Literatur

Thomas, Carmen: *Ein ganz besonderer Saft – Urin: Die Hausapotheke des Körpers. Inklusive »Erfahrungen mit Urin. Briefe zum besonderen Saft« & »Blick über den Zaun. Erfolge und Erfahrungen mit Urin«*, Aurum, 2013.

Keil, Matthias/Becker, Natascha: *Nierensteine und Blasenerkrankungen. Erkennen, heilen, vorbeugen*, Herbig, 2008.

Borowiak, Simon: *Alk – fast ein medizinisches Sachbuch*, Eichborn, 2006.

Das explosivste Buch der Welt

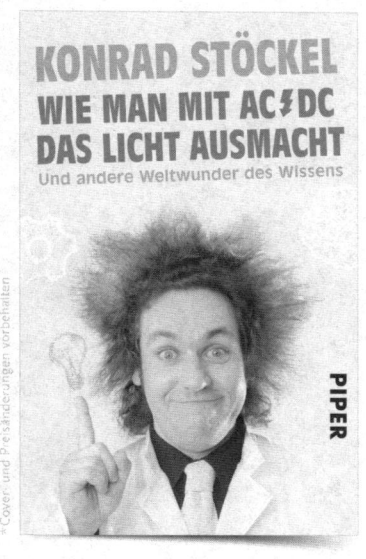

Konrad Stöckel

Wie man mit AC/DC das Licht ausmacht

Und andere Weltwunder des Wissens

Piper Taschenbuch, 272 Seiten
€ 9,99 [D], € 10,30 [A]*
ISBN 978-3-492-30432-0

Wenn Sie schon immer wissen wollten, wie weit eine Cola-Rakete fliegt, wie Waschen-to-go funktioniert oder warum man mit Hardrock das Licht ausmachen kann, dann sind Sie bei Konrad Stöckel und seinen verrückten Erlebnissen zwischen Wissenschaft und Wahnsinn genau richtig. Unerschrocken und mit vollem Körpereinsatz zeigt er uns alles über weltwunderliche Experimente, wissenschaftlich fundierte Tricks und viele verrückte Erfindungen – unterhaltsam und voll erstaunlicher Erkenntnisse.

PIPER

Leseproben, E-Books und mehr unter **www.piper.de**

Der »Caveman«-Star lehrt uns das lügen

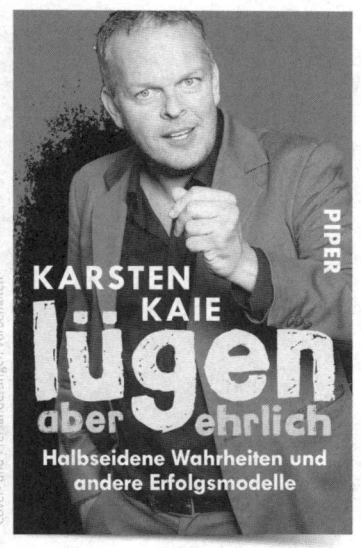

Karsten Kaie

Lügen, aber ehrlich

Halbseidene Wahrheiten und
andere Erfolgsmodelle

Piper Taschenbuch, 288 Seiten
Mit 16 Seiten Farbbildteil
€ 9,99 [D], € 10,30 [A]*
ISBN 978-3-492-30756-7

Warum wurde der Weihnachtsmann erfunden? Wieso sind
Bio-Produkte immer grün? Ganz einfach: weil Täuschen,
Tricksen und Lügen viel mehr Spaß machen als die Wahrheit.
Lügenexperte Karsten Kaie singt ein Loblied auf den alltäg-
lichen Selbstbetrug und entführt uns auf dem Weg des gerings-
ten Widerstands in eine Welt, in der man jederzeit mit dem
Rauchen aufhören könnte und drei Jahre nacheinander den
49. Geburtstag feiern kann. Denn schließlich heißt es »Herzlichen Glückwunsch« und nicht »Boah, bist du alt geworden«!

PIPER

Leseproben, E-Books und mehr unter **www.piper.de**

Nie wieder dumm dastehen!

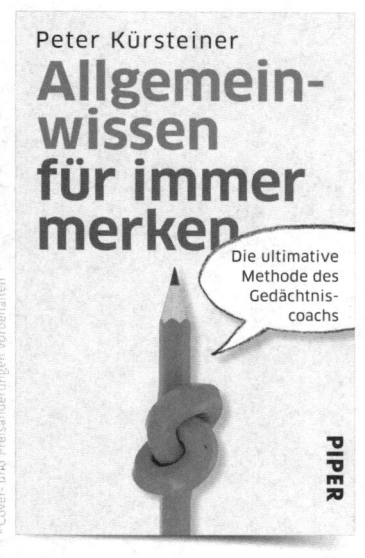